F.X. MAYR

FÜR GESUNDHEIT, LEISTUNGSSTEIGERUNG UND WOHLBEFINDEN

F.X. MAYR

FÜR GESUNDHEIT, LEISTUNGSSTEIGERUNG UND WOHLBEFINDEN

Internationale Gesellschaft der Mayr-Ärzte/
Dr. med. Alex Witasek

Inhalt

Einleitung

Schonung, Säuberung, Schulung und Substitution

Die Diagnostik und Therapie nach F.X. Mayr hat sich in den letzten Jahren rasant weiterentwickelt und von so einigen Dogmen aus alten Kur-Zeiten befreit. Die Forschungsergebnisse auf dem Gebiet der Ernährung, des Stoffwechsels, der Gastroenterologie, Mikrobiologie, Neurobiologie, der Neuroimmunologie und Molekulargenetik haben zu neuen Erkenntnissen geführt, die in die F.X. Mayr-Medizin eingeflossen sind.

Was ist nun überhaupt die Diagnostik und Therapie nach F.X. Mayr?

DEFINITION DER F.X. MAYR-MEDIZIN:
Die F.X. Mayr-Medizin ist eine ganzheitliche Methode.
Aufbauend auf die ärztliche Diagnostik nach F.X. Mayr werden in der Therapie **Schonung, Säuberung, Schulung** und **Substitution** individuell angewendet. Hierdurch werden alle Organfunktionen verbessert und die Lebensqualität gesteigert.

Grundlage der vielseitigen positiven Wirkungen sind die Regeneration des Verdauungstraktes, die Verbesserung der Verdauungsleistung, die Regeneration des Mikrobioms, die Entgiftung und Entsäuerung des Körpers, die Förderung der Autophagie in den Zellen, die Reduktion von Entzündungen und die Verbesserung der Körperhaltung. Ein wichtiger Faktor ist die Verringerung der sogenannten *silent inflammation,* einem meist unbemerkten Entzündungsgeschehen im Körper, welches die Entstehung der meisten Zivilisationserkrankungen fördert. Hier spielt die Verringerung des Insulinspiegels, die Abdichtung der Darmschleimhaut, die Regulierung des Mikrobioms, der Abbau von Bauchfett und die Reduktion von Stress eine entscheidende Rolle.

Man sieht, es handelt sich um ein weitreichendes physiologisches und biochemisches Wirkungsspektrum, welches die F.X. Mayr-Medizin bedienen kann.

Die intensive Auseinandersetzung mit sich selbst, die Steigerung der Sensibilität, die Verbesserung der Hirnleistung und die Verringerung von Reizüber-

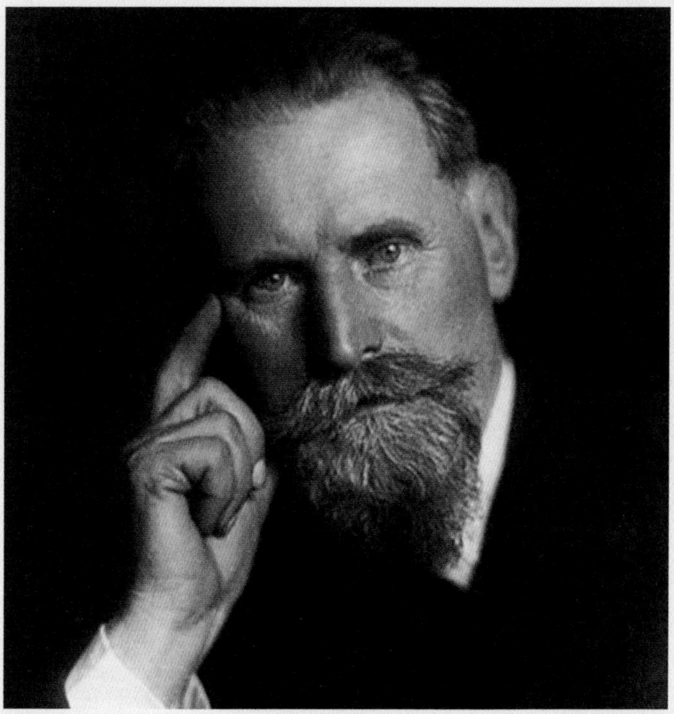

flutung während der F.X. Mayr-Therapie begünstigen eine Neuorientierung in Richtung einer Verbesserung der Lebensqualität und einer optimistischeren Lebenseinstellung. Und was ist es denn, wonach wir alle streben? Glück und Zufriedenheit, Erfüllung und Ausgeglichenheit, Wohlbefinden und Liebe. Mit einem gesunden Körper und regen Geist können wir das leichter erreichen.

Wer war Dr. Franz Xaver Mayr?

Franz Xaver Mayr wurde 1875 in Österreich, im steirischen Ennstal geboren. Er stammt aus einer Familie in Gröbming, die seit Jahrhunderten in der Landwirtschaft tätig war. Dort war er in intensivem Kontakt mit der Natur. Schon als Kind hütete er das Vieh auf der Alm, mit elf Jahren musste er Vieh einkaufen, wobei er einen kritischen Blick zur Beurteilung des Gesundheitszustandes entwickelte.

Er beobachte z. B., dass Kühe auf der Weide relativ sauber waren, während sie im Winter im Stall nach der Verabreichung von einem großen Heuhaufen zweimal täglich ein von Stuhl verdrecktes Hinterteil zeigten. Er schloss schon damals daraus, dass langsames Essen in Verbindung mit viel Bewegung besser sei als schnelles Hinunterschlingen ohne Bewegung.

Während des Medizinstudiums an der Universität in Graz war er Ferialpraktikant im Prießnitz'schen Kurhaus und musste dort die Bäuche darmkranker Patienten behandeln. Dabei fiel ihm auf, dass an der Universität keine Kriterien für das Erkennen eines gesunden Bauchs vermittelt wurden, ja, dass sogar ganz Grundsätzliches zur Diagnostik der Bauchorgane fehlte. Da er bald den Dünndarm als das zentrale Organ für die Verdauungsaufgaben erkannte, erschien es ihm wichtig, gesund von krank unterscheiden zu können. Und wo kein Wissen zur Diagnostik vorhanden ist, ist auch keine fundierte Therapie möglich.

Also begann er, an kritische Beobachtung gewöhnt, selbst mit der Erforschung des Verdauungstraktes. Eine Aufgabe, die er mit großer Akribie und Hingabe bis zu seinem Tod im 90. Lebensjahr verfolgte.

Nach seiner Promotion startete sein großes Forschungsprojekt: Er ging von der Annahme aus, dass keiner seiner Patienten, auch nicht die „bauch-

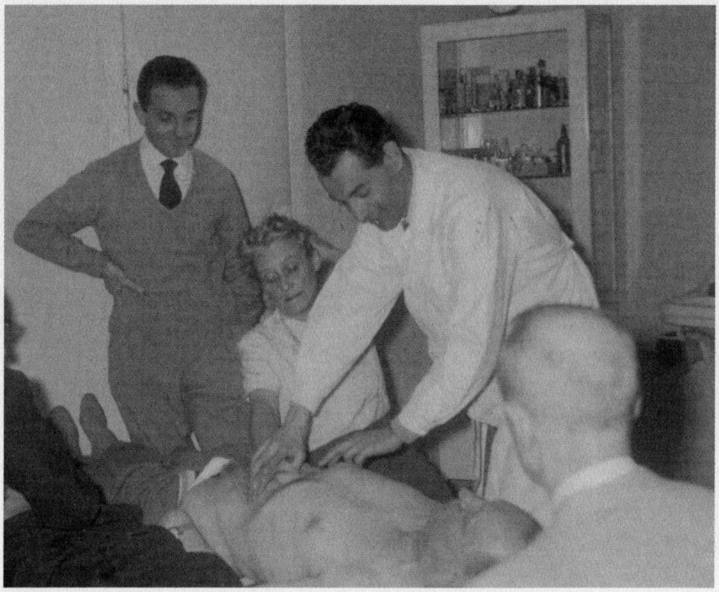

Dr. Erich Rauch lehrt Bauchbehandlung im ersten Kurs

beschwerdefreien", einen wirklich gesunden, sich selbst gründlich reinigenden Darm hätte und behandelte alle Patienten konsequent so, als wären sie verdauungskrank: Sie erhielten eine Darm-Schonkost, eine Darmsäuberung durch salinische Wässer und eine manuelle Darmanregung. Begleitend führte er über Jahrzehnte systematisch vergleichende Messungen des Bauches und Körpers durch. Seine Hände dienten ihm dabei als Messgerät.

Nachdem er die Kriterien für einen idealen Gesundheitszustand definiert hatte, entwickelte er seine eigene wissenschaftlich fundierte Diagnostik, die bei Abweichungen von der Optimalgesundheit schon sehr früh die Möglichkeit bietet, eine individuelle, vorbeugende Therapie zu veranlassen.

Seine Schüler Dr. Ernst Kojer und Dr. Erich Rauch gründeten die Internationale Gesellschaft der Mayr-Ärzte, die heute weltweit ca. 600 Mitglieder zählt und auf internationalen Kongressen und Symposien auftritt.

Die Diagnostik und Therapie nach F.X. Mayr ist eine von der Österreichischen Ärztekammer per Diplom anerkannte komplementärmedizinische Behandlungsmethode. Um eine bessere Abgrenzung zu qualitativ fraglichen Mayr-Kurangeboten von selbst ernannten Heilern und Therapeuten zu erzielen, wurde von der Internationalen Gesellschaft der Mayr-Ärzte der Markenbegriff „MayrPrevent®" kreiert und geschützt.

MayrPrevent® steht für die ordnungsgemäß durchgeführte und auf dem neuesten Stand der Wissenschaft beruhende F.X. Mayr-Medizin.

Was uns krank macht

zu schnell
zu viel
zu spät
zu süß
im Stress

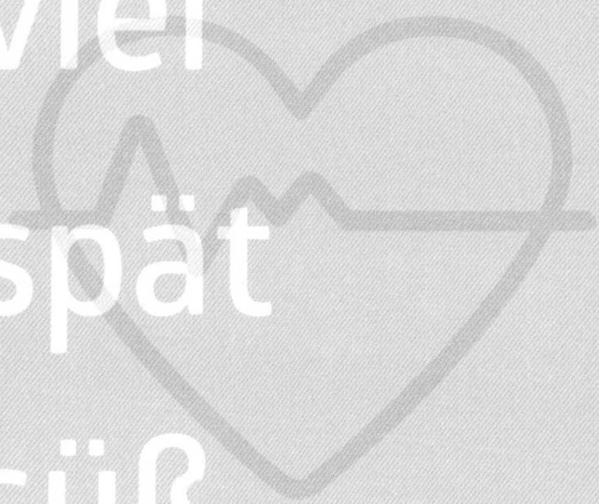

DIE ENTSTEHUNG UNSERER ZIVILISATIONSERKRANKUNGEN

Es ist ja wirklich absurd: Wir sind stolz auf unsere Zivilisation, und doch macht sie uns krank. Früher starben die Menschen vor allem an Infektionserkrankungen. Diese haben wir mit Hilfe von Hygiene und Antibiotika stark reduziert. Lediglich die Hospitalismus-Erreger in den übersterilen Krankenhäusern und die multiresistenten Keime aus der Tierzucht drohen zu einer neuen Plage zu werden. Heute sterben wir vor allem an Herz-Kreislauf-Erkrankungen und Tumoren. Für die Zukunft wird die Depression als Todesursache Nummer eins angekündigt. Für die meisten Erkrankungen sind wir jedoch selbst verantwortlich. Darum ist die Vorsorgemedizin aktueller denn je.

Die größten Verhaltenssünden unseres Alltags kennen wir alle und praktizieren sie trotzdem freimütig:

Wir essen zu schnell

Nur, wer zu schnell isst, kann auch zu viel essen. Da es eine Zeit lang braucht, bis der Blutzuckerspiegel ansteigt, können wir mit schnellem Hinunterwürgen unser Sättigungsgefühl überlisten und weit mehr in uns hineinschaufeln, als es uns guttut. Mit der Zeit stumpft dann unsere Sensibilität für die richtige Menge ab, der Magen wird überdehnt und kann künftig noch mehr Füllung vertragen.

Die Mahlzeit verkommt zur „Schlingzeit". Wir kauen nicht richtig und der Magen wird mit zu großen, kaum eingespeichelten Bissen überfordert. Die ersten Verdauungsschritte durch den Speichel im Mund wurden vernachlässigt und entsprechend schwer liegt nun das Essen im Magen. Der Zwölffingerdarm ist mit dieser Situation überfordert, verdaut nicht fertig und schon kann Gärung und Fäulnis im Darm ihr Unwesen treiben. Das kann Blähungen, Durchfall, Verstopfung, Bauchkrämpfe, Völlegefühl, Müdigkeit und eine Beeinträchtigung aller Organsysteme zur Folge haben. Speichel ist ein wichtiges Nahrungsmittel für jenen Darmkeim, der für die Bildung der schützenden Schleimschicht an der Darmschleimhaut verantwortlich ist. Bekommt dieser Akkermansia muciniphila zu wenig Speichel geliefert, fehlt uns die Schleimbarriere im Darm und einer Darmentzündung steht nichts mehr im Wege.

Speichel ist also auch ein Darmwand-Schutz. Auch deshalb sind das gründliche Kauen und Einspeicheln so wichtig.

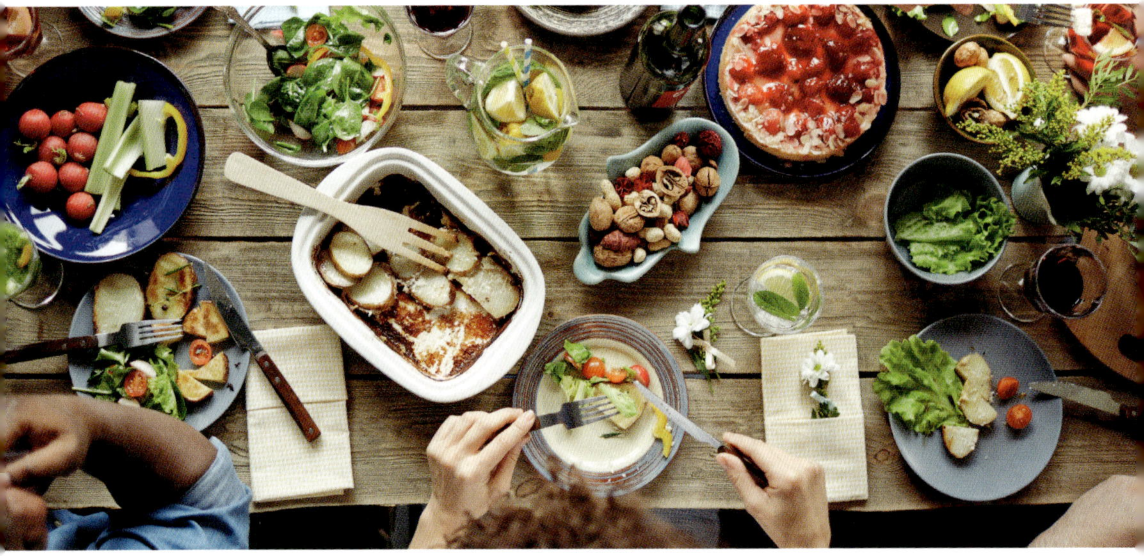

Wir essen zu viel

Eigentlich können wir nur zu viel essen, wenn wir zu schnell essen. Allerdings ist es auch möglich, unser natürliches Sättigungsgefühl abzuschalten. Das gelingt mit Hilfe einer Fehlbesiedelung des Darms mit der falschen Darmflora. Und wenn wir dann übergewichtig sind, bildet das Bauchfett zwar zunächst mehr Appetit hemmende Leptine, wenn dies aber über einen längeren Zeitraum passiert, stumpfen deren Rezeptoren ab, sie wirken nicht mehr, und weiter geht es ungezügelt mit dem Essen. Das Bauchfett produziert überdies das Enzym Aromatase, welches das männliche Testosteron in weibliches Östrogen umwandelt. Den betroffenen Männern wachsen Brüste. In den USA nimmt die chirurgische Brustverkleinerung bei Männern übrigens drastisch zu. Der Testosteronmangel lässt die Libido und den allgemeinen Antrieb schwinden. Die vom Bauchfett gebildeten Entzündungsmediatoren fachen die *silent inflammation* an, die ihrerseits fast alle Zivilisationserkrankungen von Zuckerkrankheit über Gefäßverkalkung mit Herzinfarkt, Hirnschlag und Demenz, bösartige Tumoren bis hin zu Rheuma und Arthrosen verursachen kann.

Übergroße Nahrungsmengen überlasten unseren Verdauungstrakt, bis er eines Tages nicht mehr optimal funktioniert.

Wir essen im Stress

Die dienstbeflissene Sekretärin, die mit der Wurstsemmel im Mund am PC arbeitet, die Protokollführerin, die das Lachsbrötchen in der linken und den Kugelschreiber in der rechten Hand hält, der Manager, der während des Geschäftsessens nicht weiß, wann er kauen, schlucken und reden soll, die Mutter, die während ihres wohlverdienten Mahls die Kinder füttern muss, der müde Ehemann, der sich die frustrierenden Nachrichten im Fernsehen ansieht, während er das Abendessen hinunterwürgt und gleichzeitig Angst hat, seine Arbeit nicht zu schaffen. Im Stress schaltet der Verdauungsnerv, Vagus genannt, ab. Der Stressnerv Sympathikus schwächt die Verdauungskraft. Es bleibt uns quasi die Spucke weg, es liegt etwas wie ein Stein im Magen, es kommt uns die Galle hoch, es läuft uns etwas über die Leber, es ist etwas (Verzeihung) zum Kotzen oder beschissen. Ja, der Volksmund weiß genau, was Stress im Bauch

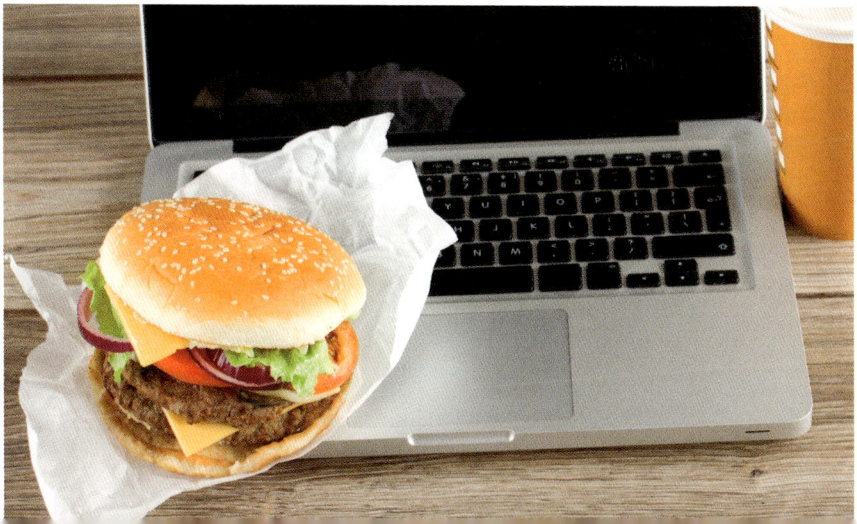

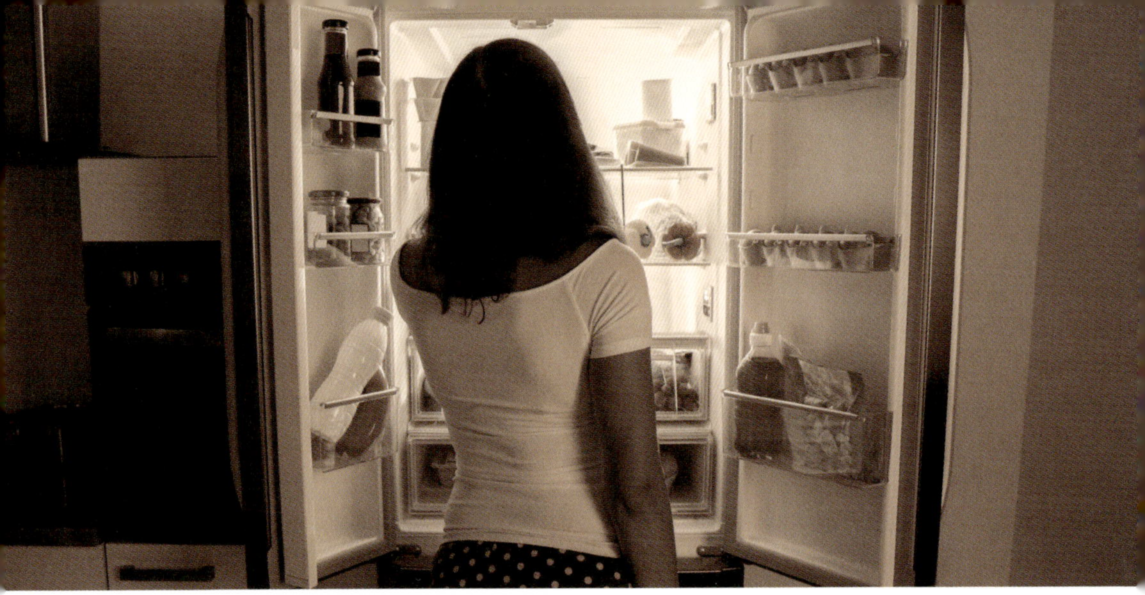

alles verursachen kann. Die Verdauung ist geschwächt, Fehlverdauung reizt den Darm und schon wieder leiden wir unter Blähungen, Völlegefühl, Darmbeschwerden und allen Folgeerscheinungen des Reizdarmsyndroms sowie der dadurch undicht gewordenen Darmschleimhaut. Die Verdauungsdrüsen werden schwach und wieder liegt der Speisebrei nur halb verdaut und zu lange im Darm. Er wird von den Darmbakterien in Form von Gärung oder Fäulnis zersetzt, statt in für den Körper wertvolle Bestandteile zerlegt und für die Energiezulieferung aufbereitet zu werden. Alles gerät durcheinander und unser Körper leidet unter Reizdarm, Gastritis, Blähungen, Stuhlverstopfung oder Durchfall.

Wir essen zu spät

In der Nacht ist die Verdauungsleistung eingeschränkt. Die nur halb verdaute Nahrung liegt dann länger im Darm und wird dort von den Darmbakterien, je nach Zusammensatzung und pH-Wert, vergoren oder verfault. Die dabei entstehenden Gifte belasten den gesamten Körper und beeinträchtigen alle Organfunktionen. Da die Leber nachts versucht, diese Gifte abzubauen, wachen wir in der Leberzeit zwischen 01:00 und 03:00 auf und verspüren dabei eventuell ein Hitzegefühl. Wer also spät abends viel isst, wird schlechter schlafen, mehr schnarchen, morgens müde aufstehen, und sich im Extremfall so fühlen, als hätte er zu viel Alkohol getrunken. Nur mehrere Tassen Kaffee können ihn dann aufwecken. Ideal wäre es, wenn man nach 18:00 nichts mehr essen würde.

Wir essen zu müde

Wenn wir müde sind, betrifft das nicht nur unsere Psyche und Muskulatur. Alle Körperfunktionen werden auf Sparflamme gesetzt, so auch die Verdauung. Daher bewirkt das unbedachte Schlemmen in erschöpftem Zustand eine Überforderung unseres Verdauungsapparates und wieder kann die Nahrung nicht ordnungsgemäß zur Energiegewinnung aufgeschlüsselt werden. Im Gegenteil, wir werden durchs Essen nicht wieder fit, sondern noch müder, da sich das Blut im Bauchraum sammelt und das Immunsystem sich um eventuelle Feinde in der Nahrung kümmern muss. Essen ist lustig, Verdauen ist Arbeit!

Wir essen zu süß und zu viele Kohlenhydrate

Belohnungen sind meist süß. Das beruht darauf, dass Zucker tatsächlich ein Antidepressivum ist und das Lustzentrum im Gehirn stimuliert. Er wirkt chemisch ähnlich wie moderne Antidepressiva als Serotonin-Wiederaufnahme-Hemmer. Serotonin wirkt durch Zucker länger und intensiver und macht uns glücklich. Und prompt belohnen wir uns immer wieder gerne mit der süßen Verführung. Zucker lässt das Insulin besonders rasch und heftig ansteigen. Dieses Überangebot an Insulin begünstigt die Entstehung fast aller Zivilisationserkrankungen von der Gefäßverkalkung über Krebs bis hin zur Demenz.

Eine Sonderstellung nimmt die Zuckerart Fruktose ein. Sie benötigt kein Insulin zum Einschleusen in die Zellen und scheint damit auf den ersten Blick eine Wohltat zu sein. Leider macht Fruktose aber sehr verlässlich dick, da sie kaum verbrannt, sondern meist in Fett umgewandelt wird. Fettleber, Harnsäureanstieg und alle Auswirkungen der Fettleibigkeit gehen somit auf ihr Konto. Wer also glaubt, sich mit süßen Fruchtsäften und Honig Gutes zu tun, irrt sich gewaltig. Leider bedient sich die Lebensmittelindustrie sehr gerne der Fruktose, da sie viel süßer und billiger ist als normaler Zucker.

Aber nicht nur Süßes stört unser Gleichgewicht, auch ein Zuviel an anderen Kohlenhydraten zeigt fatale Auswirkungen auf unsere Gesundheit.

Der uneingeschränkte Genuss von Zucker, Brot, Kuchen, Nudeln, Knödeln, Reis und Kartoffeln hat seinen Preis. Unsere Kohlenhydratspeicher im Körper sind begrenzt. Wenn Muskeln und Leber voll sind, muss unser Körper auf Alternativen zurückgreifen. Diese stehen in Massen zur Verfügung und heißen Fettzellen. Kohlenhydrate werden in Fett umgewandelt und in unsere Fettzellen eingelagert. Zusätzlich schippern sie als Triglyceride im Blut herum. Schließlich gibt es noch Sonderspeicher wie die Leber, die dadurch zu einer Fettleber wird. All das ist nicht so gut für uns.

Aber viel schlimmer ist die Überreizung unseres Insulin-Systems. Damit der Zucker aus dem Blut verschwindet und in die Zellen eingebaut werden kann, wird vermehrt Insulin gebildet. Dieses erhöht über eine Natriumrückresorption und Sympathikus-Aktivierung den Blutdruck, schädigt die Blutgefäße, fördert Thrombosen, hemmt den Fettabbau, fördert Tumorwachstum und Entzündungen. Herzinfarkt, Hirnschlag, Demenz, Krebs, Übergewicht, Diabetes mellitus oder ein polyzystisches Ovarialsyndrom sind nur ein paar der fatalen Auswirkungen eines erhöhten Insulinspiegels.

Das Überangebot an Insulin lässt die Insulinrezeptoren abstumpfen. Sie verlieren ihre Sensibilität, was zuerst den Insulinspiegel noch mehr ansteigen lässt und dann den Blutzucker. Später geben die Inselzellen der Bauchspeicheldrüse auf und können kein Insulin mehr bilden. In Folge muss Insulin

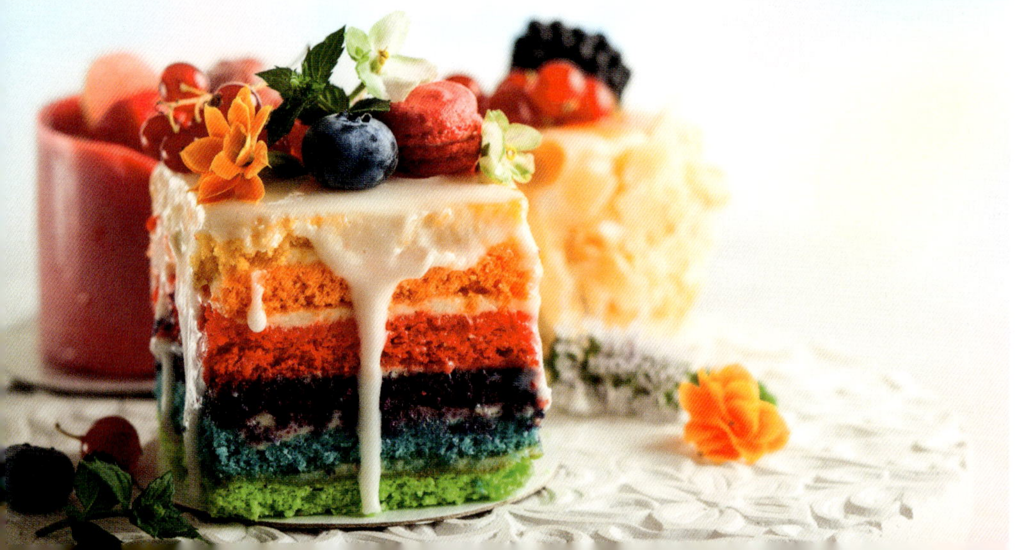

gespritzt werden. Die geschädigten Insulinrezeptoren verhindern eine ausreichende Kohlenhydrataufnahme in die Zellen, die langsam verhungern, während die Fettzellen alternativ immer mehr Fett speichern müssen. Wir werden hungriger, schwächer, müder und fetter.

Spielt sich die Insulinresistenz im Gehirn ab, nennt man das Diabetes mellitus Typ III. Diese auf das Gehirn beschränkte Zuckerkrankheit fördert die Entstehung von Gedächtnisstörungen bis hin zu Morbus Alzheimer.

Die positive Nachricht lautet: Alles ist reversibel! Wenn die Kohlenhydrate reduziert werden, langsam gegessen und gekaut und dem natürlichen Sättigungsgefühl geglaubt wird, dann kann sich das insulinerge System erholen. Voraussetzung dafür sind aber auch Stressreduktion, mehr Bewegung und Vermeidung von chronischen Entzündungen. Zusätzlich sind intensivere Maßnahmen wie eben die F.X. Mayr-Therapie und die Gabe von Vitalstoffen zielführend.

Kohlenhydrate sind nicht gleich Kohlenhydrate. Es kommt nicht nur darauf an, wie viele Kohlenhydrate wir uns zuführen und ob wir sie verschlingen oder genüsslich naschen. Sie sollen auch möglichst komplex sein. Das heißt: Je kurzkettiger und somit leichter verdaulich sie sind, desto verheerender die Wirkung, da sie schnell ins Blut gelangen und uns sofort eine große Menge an Insulin ausschütten lassen. Zur Beurteilung dieser Eigenschaft gibt es die Tabelle über den Glykämischen Index. Diese ist jedoch nicht besonders aussagekräftig, da sie keine Rücksicht auf die in den Lebensmitteln enthaltenen Mengen der betreffenden Kohlenhydrate nimmt. Eine konkretere Aussage liefert hier die Glykämische Last. Je höher die Glykämische Last ist, desto mehr Insulin wird beim Verzehr des Lebensmittels ausgeschüttet und desto schlechter sind die Auswirkungen.

Probieren Sie es einfach aus. Steak oder Fisch schmecken auch ohne Kohlenhydrate hervorragend. Kochen Sie Gemüse dazu – und schon erfreut Sie ein vielfältiger, wertvoller, Säure-Basen ausgeglichener Genuss ohne Insulinausschüttung.

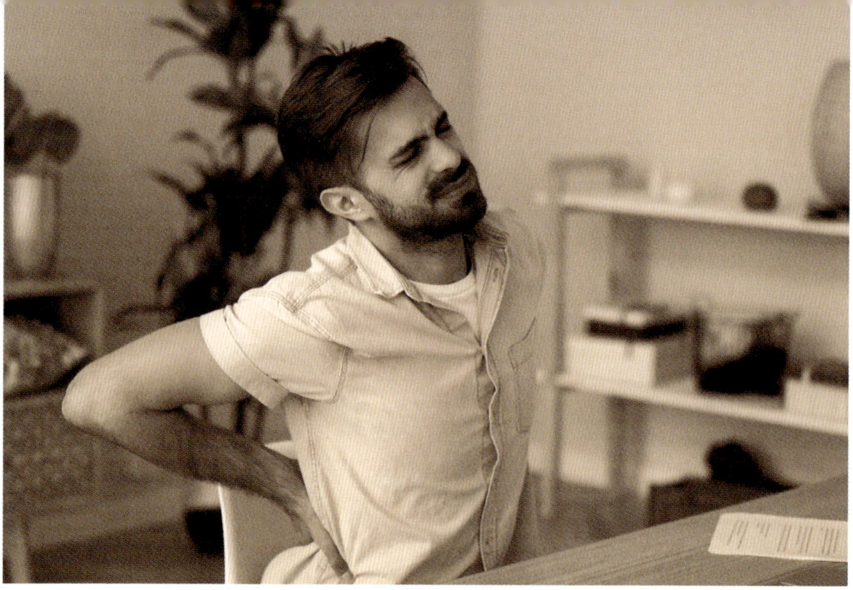

Wir sitzen zu viel

Im Sitzen ist die Belastung der Bandscheiben höher als im Stehen. Wenn wir dann noch dazu lümmeln und nicht aufrecht sitzen, verstärkt sich dieser Effekt und verschiedene Muskelgruppen können sich verkürzen und eine allgemeine Fehlhaltung begünstigen. Im Sitzen wird der Darm auch zu mehr Ruhe verleitet, arbeitet weniger und fördert Stuhlverstopfung.

Wir bewegen uns zu wenig

Bewegung ist einer der wichtigsten Schlüssel zur Gesundheit. Bewegungsmangel fördert nicht nur Übergewicht. Er schwächt das Immunsystem, hemmt Reparaturmechanismen in unserem Körper und vermindert die Synapsenbildung (also Lernprozesse) in unserem Gehirn. Die Atmung wird flacher und unser Gewebe neigt zur Übersäuerung. Da Knochen nur neu gebildet werden, wenn unser Körper regelmäßig rhythmisch belastet wird, fördert Bewegungsmangel Osteoporose.

Wir schlafen zu wenig

Schlaf ist wesentlich wichtiger, als es uns erscheint. Unser Gehirn benötigt ihn zur Aufarbeitung des Erlebten und Erlernten. Unser Hormonsystem regelt sich selbst anhand des Schlaf-Wach-Rhythmus. Schlafmangel bewirkt einen allgemeinen Stresszustand, der alle stressbedingten gesundheitsgefährdenden Attribute in sich birgt, und begünstigt darüber hinaus Übergewicht.

Wir haben zu viel Stress und leiden unter Reizüberflutung

Stress ist von der Natur für Flucht, Kampf und nackte Überlebensstrategien entwickelt worden. Wenn Lebensgefahr besteht, ist keine Zeit zum Essen und Schlafen. Daher wird die Verdauungskraft heruntergefahren und Schlaf möglichst verhindert. Außerdem wird der Stoffwechsel dahingehend verändert, dass wir mit weniger Nahrung auskommen, also sparsamer verbrennen. Dafür ist das bei Stress vermehrt gebildete Cortisol und eine zusätzliche Insulinresistenz verantwortlich. Bei gleicher Kalorienzufuhr nehmen wir in Stresssituationen leichter Gewicht zu als in entspanntem Zustand. Dauerhafter Stress beeinträchtigt direkt die Hirnleistung, da durch ihn die Insulinrezeptoren der Hirnzellen geschädigt werden können. Zucker kann dann nicht mehr in die Hirnzelle eingeschleust werden und die Denk- und Gedächtnisleistung nimmt ab.

Stress fördert ganz allgemein die Entzündungsaktivität im Körper und ist ein omnipotenter Krankmacher, der immer mehr Bedeutung in der Vorsorgemedizin bekommt.

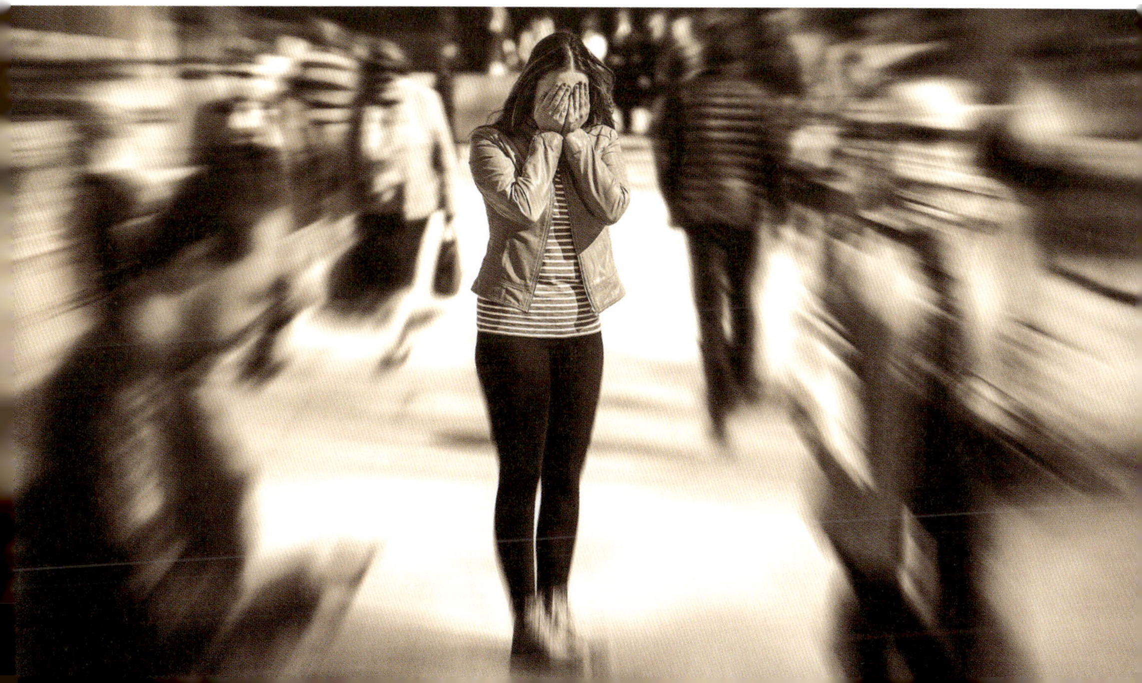

KÖRPERGIFTE: GEFAHR ODER PANIKMACHE?

Gerne wird von der universitären Medizin das Vorhandensein von Körpergiften abgestritten. Das verwundert sehr, zumal die Wissenschaft immer mehr davon entdeckt.

2016 wurde der Nobelpreis für Medizin an den japanischen Zellbiologen Yoshinori Ohsumi verliehen. Er erforschte und bewies die sogenannte Autophagie. Damit ist die Entsorgung von gealterten, nicht mehr funktionierenden Zellbestandteilen und deren Recycling in den Zellen gemeint. Die Autophagie ist also eine Art Entgiftungsarbeit der Zellen, um Energie zu sparen und sich zu reinigen.

Die frohe Botschaft lautet: Fasten bzw. Kalorienreduktion fördert diesen Selbstreinigungsprozess in den Zellen!

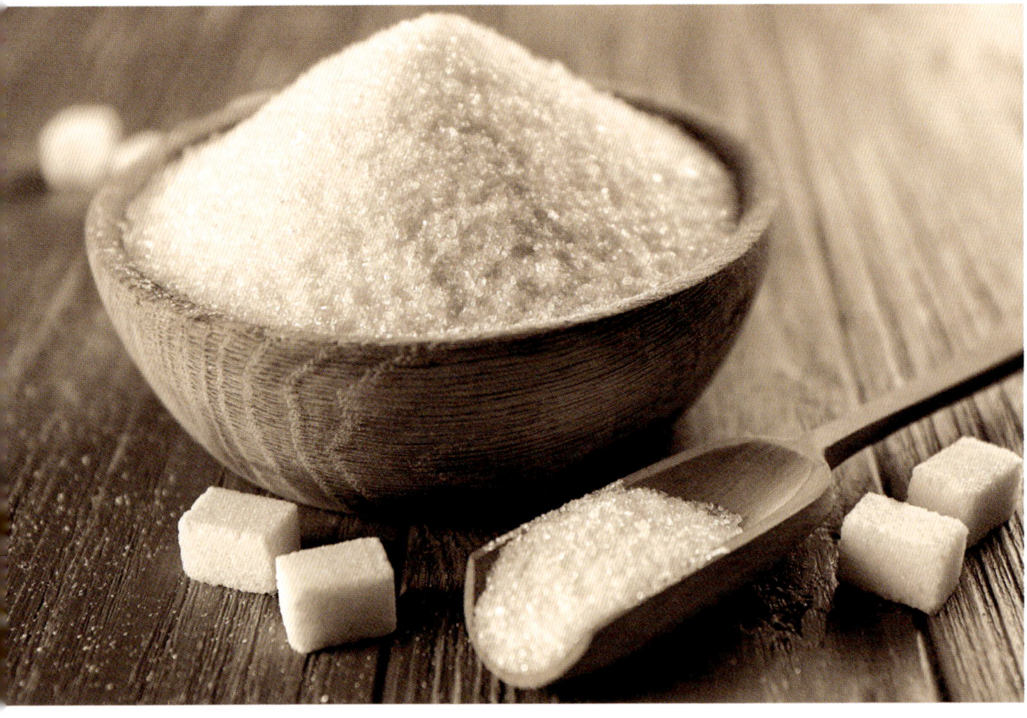

Es gibt natürlich auch andere Mechanismen, mit denen sich der Körper selbstständig entgiften kann. Dazu gehören die Harnproduktion, die Stuhlausscheidung und die Atmung. Wenn diese nicht ausreichen, greift der Körper zu zusätzlichen Entgiftungsventilen:

Die Haut

Hierbei entsteht Akne, Ausschläge in jenen Arealen, in denen der Schweiß schlecht trocknet (zwischen den Beinen, unter den Brüsten, am Hosenbund, in den Achseln).

Die Augen

Dadurch kommt es zu Augenentzündungen und Augenbrennen. Es kann die Haut in den Augenwinkeln sogar gereizt werden und es bilden sich bräunliche Tränenstraßen.

Genitalien

Diese stören dann durch einen unangenehmen Geruch, der trotz regelmäßigen Waschens immer wieder auftritt.

Speichel und Mundschleim

Hier äußert sich die Entgiftung in Form von schlechtem Mundgeruch und -geschmack.

Wenn die Giftmenge überhandnimmt und die entgiftenden Vitalfunktionen durch unseren bewegungsarmen und gestressten Lebensstil reduziert sind, dann sind zusätzliche Entgiftungsmaßnahmen in Form einer Therapie nach F.X. Mayr angezeigt.

Die im Folgenden angeführten Gifte sind auch in einem gesunden Körper vorhanden. Theophrastus Bombastus von Hohenheim, auch Paracelsus genannt, wusste schon im 16. Jahrhundert, dass die Dosis das Gift macht. Ein Zuviel kann unseren Körper schädigen, wobei die Dosis, die er gut verträgt, individuell verschieden ist.

Man muss prinzipiell zwischen folgenden Toxinen unterscheiden:

Im Verdauungstrakt produzierte Gifte

Durch **Fehlverdauung** entstehen verschiedene Toxine. Bei Gärung bilden sich Gärungssäuren und Gärungsalkohole wie Methanol, Äthanol, Propanol und Butanol.

Bei Fäulnis entstehen Fäulnisgifte wie Indol, Kresol, Phenole, biogene Amine, ja sogar Kadaverin (also das Leichengift).

Beim Stoffwechsel im Gewebe produzierte Schlacken

Zu hoher **Zucker- und Kohlenhydrat**-Konsum begünstigt die Bildung der AGEs *(advanced glycation endproducts).* Diese lagern sich in der Zwischenzellsubstanz ab und beeinträchtigen deren Funktion. Im Blut behindern sie den Sauerstofftransport. Das berühmte HbA1c, welches auch zur Langzeit-Zucker-Bestimmung herangezogen wird, ist so ein AGE, welches Schäden in Augen, Nieren und Herz-Kreislauf-System begünstigt.

Amyloid und **hyperphosphoryliertes Tau-Protein** sind die Verursacher von Alzheimer-Demenz. Sie lagern sich im Gehirn ab.

Ammoniak wird im Leistungssport, bei Leberüberlastung und beim Abbau von Eiweiß produziert. Er beeinträchtigt auch die Hirnleistung. Die Übersäuerung des Gewebes kann Muskelschmerzen, Entzündungen, Osteoporose, Arthrosen und ebenfalls Leistungseinbußen hervorrufen.

Die **Harnsäure** verursacht Gicht und Gefäßverkalkung.

Das oxidierte **LDL-Cholesterin** ist das Schreckgespenst aller, die Angst vor einem Herzinfarkt oder Hirnschlag haben. Cholesterin an sich ist ja gesund. Nur, wenn das als schädlich bekannte LDL Cholesterin oxidiert ist, wird es gefährlich und lagert sich in abgestorbenen Immunzellen (den sogenannten Schaumzellen), verpackt an den Blutgefäßwänden, ab.

Es können auch Substanzen zu Giften werden, die eigentlich lebensnotwendig sind, wenn sie im Übermaß vorhanden sind.

Hier sei vor allem das Hormon **Insulin** genannt, das für die Regulierung des Blutzuckers verantwortlich ist. Es hilft, Zucker aus dem Blut in die Körperzellen zu schleusen, damit diese Treibstoff für die Energieerzeugung haben. Wenn aber der Insulinspiegel durch zu viel Konsum von Süßspeisen und anderen kurzkettigen Kohlenhydraten zu hoch ist, dann wird Insulin zum Mentor der meisten Zivilisationserkrankungen. Bluthochdruck, Entzündungen, Gefäßverkalkung, Herzinfarkt, Hirnschlag, Fettleber, Zuckerkrankheit, Tumoren bis hin zur Demenz sind die Folgen.

Entzündungsmediatoren sind lebenswichtig. Aber wenn diese von Bauchfett, Stress und versteckten Entzündungen vermehrt gebildet werden, dann können sie dieselben Schäden begünstigen wie vorher beim Insulin beschrieben.

Exogene (von außen kommende) Toxine in Nahrungsmitteln

In Nahrungsmitteln lauern versteckte Schadstoffe, die von der Lebensmittelindustrie freimütig verwendet und von den Gesundheitsbehörden geduldig toleriert werden. In industriell angebauten Getreidesorten ist ein Insektizid hineingezüchtet, welches die Verdauungsleistung einschränken kann. Dieser sogenannte **Amylase-Trypsin-Inhibitor** kann Blähungen und Fehlverdauung mit Bauchbeschwerden begünstigen. Außerdem soll er auch das Nervensystem negativ beeinflussen.

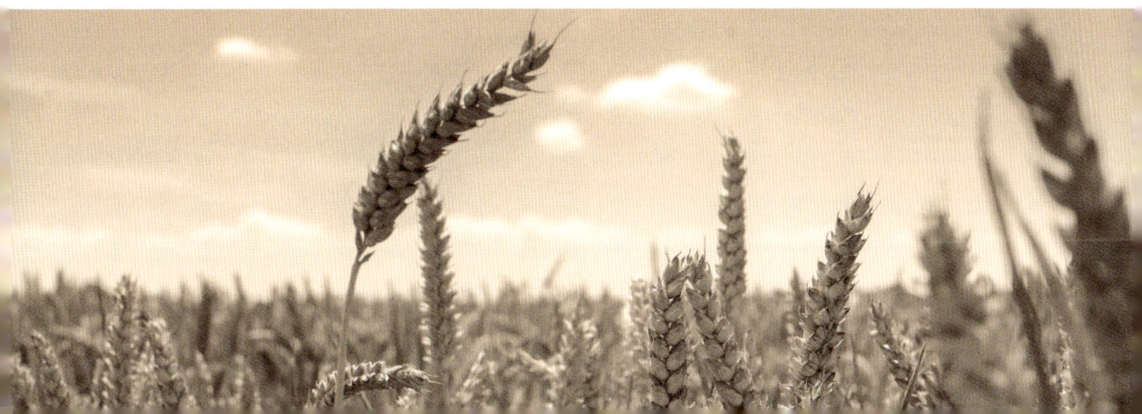

Wenn das Klebereiweiß der meisten Getreidearten, das **Gluten,** auf die Zellen der Darmschleimhaut trifft, produzieren diese Zonulin, welches die Verbindung der Zellen löst. Der Darm wird undicht, das berühmte Leaky-Gut-Syndrom entsteht, in Verbindung mit Nahrungsmittelintoleranzen und Bakterienauswanderung in die Harnblase und ins Blut, wodurch wiederum Harnblasenentzündungen und Gefäßverkalkung begünstigt werden. Leider ist der Glutengehalt von Getreide heute viel höher als früher, da der Preis für Getreide mit hohem Glutengehalt höher ist. Gluten verbessert nämlich die Backeigenschaften.

Das heißt nicht, dass man kein Gluten mehr essen darf. Wenn keine Zöliakie vorliegt und der Darm gesund und reizfrei ist, dann ist gegen Gluten nichts einzuwenden. Aber wenn der Darm irritiert oder gar entzündet ist, dann empfiehlt sich die Reduktion der Glutenmenge in der Nahrung.

FODMAPS sind sehr schwer verdauliche Kohlenhydrate, die vor allem in Backwaren vorkommen, deren Teig nicht lange genug geruht hat bevor er in den Ofen kam. Diese „fermentable oligo-, di-, monosaccharides and Polyols“ verursachen Blähungen und Reizdarm-Beschwerden. Die bekanntesten FODMAPs sind Fruktose, Laktose und Sorbitol.

Der Geschmacksverstärker **Glutamat** ist an sich eine Nervenüberträgersubstanz des Gehirns und steigert die Sensibilität für sensorische Wahrnehmungen. Dadurch verstärkt er auch das Geschmacksempfinden. Es wird aber vermutet, dass Glutamat Konzentrationsstörungen und Hyperaktivität verursachen kann.

Künstliche Süßstoffe können nach neuesten Erkenntnissen Morbus Alzheimer, Übergewicht und sogar Zuckerkrankheit begünstigen.

Schwermetalle sind als Gifte bekannt. Besonders oft werden wir mit Quecksilber und Aluminium belastet. Die meisten Antitranspirante generieren ihre schweißreduzierende Wirkung aus ihrem Aluminiumgehalt. Die FSME-

Impfung enthält Quecksilber. Große Raubfische wie z. B. Thunfisch und Schwertfisch haben im Laufe ihres Lebens große Mengen an Schwermetallen in ihrem Körper gespeichert. Das führte dazu, dass nur mehr ca. 25 % der gefangenen Thunfische zum Verkauf freigegeben werden durften. Als Lösung für dieses für die Fischer desaströse Problem hob die EU die Grenzwerte für Schwermetallbelastung einfach an. Geld geht offensichtlich also vor Gesundheit.

Die vielfältigen **Chemikalien in Luft und Wasser** sind fast nicht überschaubar. In unserer chemischen Welt müssen wir leider damit leben lernen. Noch weiß man nicht von allen Stoffen, was sie wirklich in uns anstellen. In einigen Regionen ist das Grundwasser inzwischen durch die Antibabypille der Frau mit weiblichen Sexualhormonen verseucht. Unfruchtbarkeit könnte allein dadurch schon erklärt werden. Der Diesel-Skandal zeigt, dass langsam eine Sensibilisierung zu Gunsten unserer Atemluft stattfindet. Allerdings scheint die Produktion von Lithiumbatterien ebenfalls ein Umweltproblem zu sein.

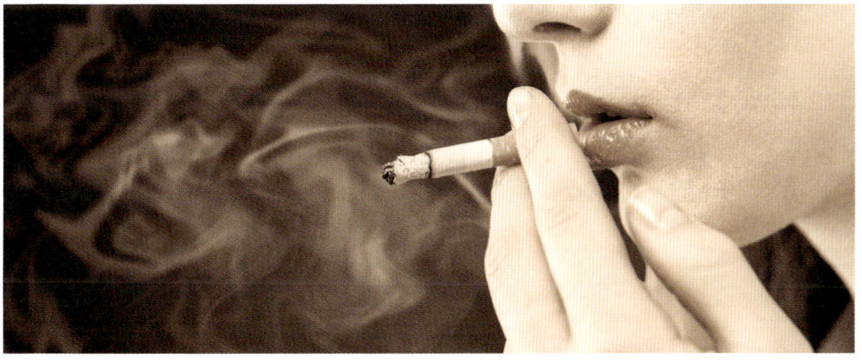

Mit **Zigarettenrauch** führen Raucher ihrem Körper freiwillig Teer und Nikotin zu. Wie gefährlich vor allem das Teer ist, weiß jeder. Weniger bekannt ist, dass das Kohlenmonoxyd (CO) viele Schäden verursacht. Es bindet sich wesentlich stärker an die roten Blutkörperchen als Sauerstoff, und somit erstickt der Körper langsam und fast unauffällig. Herzinfarkt und Bandscheibenvorfälle sind die ersten Anzeichen dafür. Junge Frauen rauchen häufiger als junge Männer. Über die Ursache kann man vielfältig spekulieren, aber häufig assoziiert man Rauchen mit Lungenkrebs. Jedoch fällt es auch dem Brustkrebs leichter, sich zu entwickeln, wenn eine Frau raucht. Das berüchtigte Bauchspeicheldrüsenkarzinom wird ebenfalls durch Rauchen begünstigt.

Dass Medikamente vielfältige Nebenwirkungen haben können, ist bekannt. Einige können sich im Fettgewebe einlagern und werden dann beim „Abspecken“ plötzlich freigesetzt. Das kann unangenehm sein. Gewichtsreduktion in Form von Fettabbau ist aber gleichzeitig die Chance, diese unerwünschten „blinden Passagiere“ aus unserem Körper zu eliminieren.

Unerwünschte **Pilze, Bakterien und Parasiten** bevölkern mit Vorliebe unseren Darm. Da sie schwer zu finden sind, doktert man oft lange erfolglos an unerklärlichen Beschwerden herum, bevor endlich dieses Problem erkannt und beseitigt wird. Erleichtert wird diesen Schädlingen der Zugang und das Verbreiten in unserem Darm durch ein geschwächtes Immunsystem, eine aus dem Gleichgewicht geratene Darmflora und die Einnahme von Säureblockern, da dann die Magensäure fehlt, die diese Eindringlinge normalerweise abtötet.

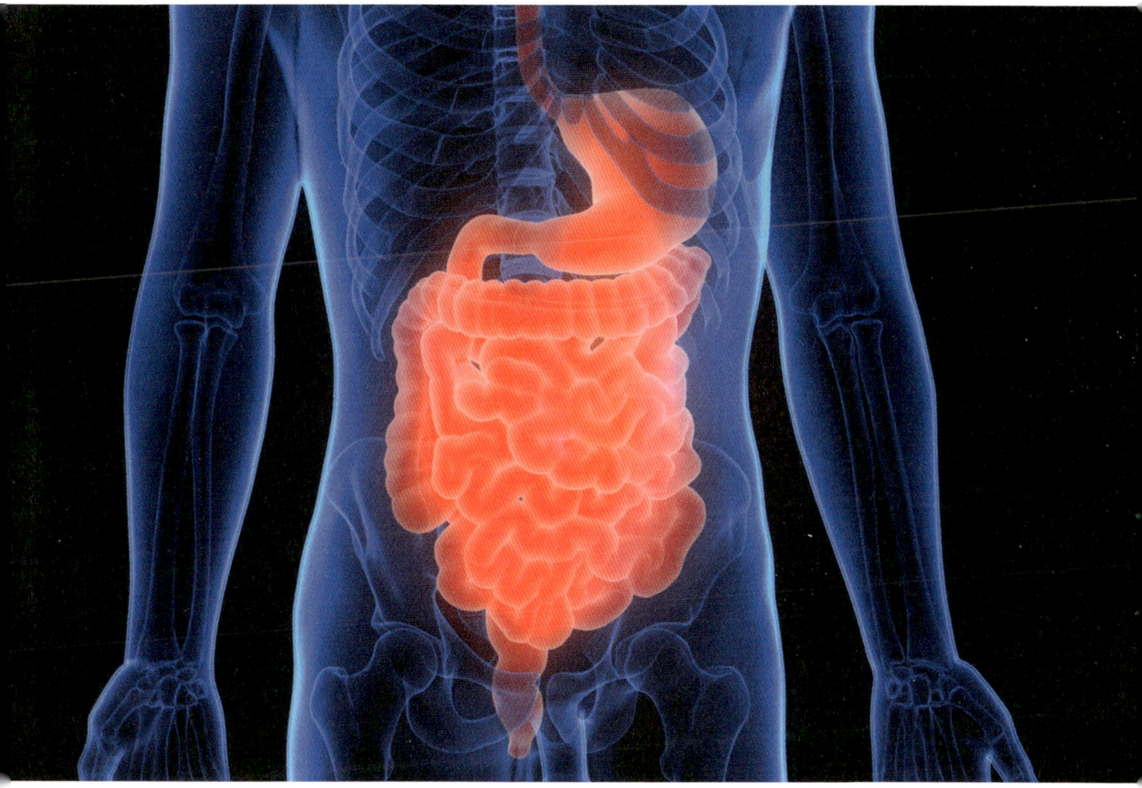

DER DARM, DAS WURZELSYSTEM DES MENSCHEN

Erst, wenn der Darm nicht mehr so funktioniert, wie er soll, bemerken wir, dass es ihn gibt und dass wir uns um ihn kümmern müssen. Früher war er ein Tabuthema, heute bringt er es in der Spiegel-Bestsellerliste auf Platz eins.

Ein riesengroßes Organ …

Der menschliche Magen-Darm-Trakt hat eine Länge von circa acht Metern. Seine Schleimhautoberfläche misst mindestens 400 Quadratmeter, das ist so groß wie zwei Tennisplätze. Er produziert pro Tag acht Liter Verdauungssäfte, beherbergt 100 Billionen Bakterien und 70 % unseres Immunsystems.

... mit mannigfachen Aufgaben

In unserem Darm wird die Aminosäure Tryptophan in Serotonin umgewandelt, eine Nervenüberträgersubstanz, die uns gegen Depressionen und Schmerzen schützt und aus der unser Schlafhormon Melatonin gebildet wird. Ist der Darm irritiert und überlastet, funktioniert die Serotoninproduktion nicht mehr so gut. Depressionen, erhöhtes Schmerzempfinden und Schlafstörungen sind die Folge. Somit kann durchaus angenommen werden, dass ein Reizdarmsyndrom mit der Bildung einer schmerzhaften Fibromyalgie einhergeht.

Der Dünndarm bildet das Enzym Diaminooxidase, welches Histamin abbaut. Fehlt es, kann das mit der Nahrung aufgenommene Histamin nicht ordnungsgemäß abgebaut werden und eine Reihe von Beschwerden verursachen. Hierzu gehören bekannte Unannehmlichkeiten wie: allergische Reaktionen, Juckreiz, Entzündungen, Hautrötung und Schwellungen, Schmerzverstärkung, Schlafstörungen, Kollapsneigung, Herzklopfen, Migräne, Reisekrankheit.

Der Darm ist sinngemäß Auspuff und Vergaser zugleich. Er scheidet ausscheidungspflichtige Substanzen aus unserem Körper aus und verdaut unsere Speisen dahingehend, dass sie ins Blut aufgenommen werden können und dem Körper zum Aufbau und zur Energieerzeugung zur Verfügung stehen.

Der Verdauungsprozess ist wesentlich komplexer, als wir uns das gemeinhin vorstellen. Nicht nur viele verschiedene Enzyme kümmern sich um die Spaltung der Nahrungsmittelmoleküle. Ein ganzer Apparat von Hormonen steuert die Tätigkeiten des Verdauungstraktes. Wehe, wenn da Störungen auftreten! Das ganze System gerät ins Schwanken.

Schließlich wissen wir heute, dass mehr Nervenimpulse vom Darm zum Gehirn geleitet werden als umgekehrt. Für diesen Zweck befinden sich im Bauchraum auch nahezu so viele Nervenzellen wie in unserem Gehirn. Zusätzlich beeinflussen die Darmbakterien unser Gehirn enorm. Sie können sogar für Depressionen, Schizophrenie, Alzheimer und Autismus verantwortlich sein.

Und nur in einem gesunden Darm kann das Gleichgewicht der Darmflora aufrechterhalten werden.

90 % unserer Gene sind nicht menschlich, sondern gehören dem Mikrobiom

In einem gesunden Darm leben 100 Billionen Bakterien. Da jeder Mensch aus 10 Billionen Zellen besteht, heißt das, dass nur 10 % unserer Gene menschlich sind, die restlichen 90 % gehören den Darmbakterien. Bis vor Kurzem konnten nur jene Bakterien entdeckt und untersucht werden, die Sauerstoff tolerieren. Diese sogenannten Aerobier machen jedoch lediglich 1 % unserer Darmflora aus. Der Rest besteht aus Anaerobiern, die sofort tot sind, wenn sie den Körper im Stuhl verlassen. Seit es möglich ist, diese mittels molekulargenetischer Untersuchungen genauer zu erforschen, haben sie an Bedeutung massiv gewonnen und werden mittlerweile von den Gastroenterologen als eigenes Organ namens Mikrobiom gehandelt.

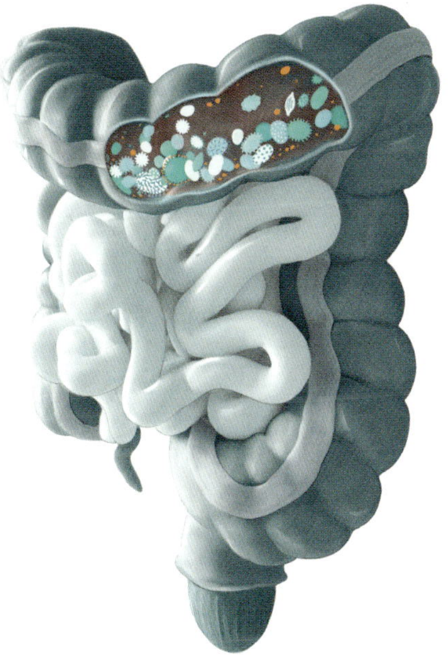

Mit dem Stand von 2018 kann man sagen, dass die Erkenntnisse über diese gewaltige Population erst am Anfang stehen und sich hier noch viel tun wird. Wir wissen aber bereits, dass der Keim Akkermansia muciniphila für die Bildung der schützenden Schleimschicht auf der Darmschleimhaut verantwortlich ist und gleichzeitig die Faecalibakteria prausnizii ernährt, welche mit der von ihnen gebildeten Buttersäure die Darmepithelzellen ernähren und Darmentzündungen verhindern können. Das Mikrobiom hat jedoch noch viele andere Einflüsse auf unser Wohlergehen. Hier nur ein paar Beispiele:

Der **Prevotella copri** begünstigt die rheumatoide Arthritis.

Fusobacterium nucleatum und **Bacteroides fragilis** begünstigen die Entstehung eines Darmkarzinoms.

Herzkreislauferkrankungen werden durch **Firmicutes** und **Proteobacteria** begünstigt, sie helfen bei der Entstehung von entzündungsfördernden Substanzen, die die Arteriosklerose fördern.

Eine Überzahl an Firmicuten kann Zellulose in Zucker umwandeln und somit auch jene Menschen mit Übergewicht plagen, die sich ohnehin fast nur von Gemüse ernähren.

Der **Oxalobacter formigenes** schützt die Niere vor Nierensteinen. Leider besteht oft ein Mangel an diesen nützlichen Bakterien.

Ein Ungleichgewicht der verschiedenen Bakterienstämme begünstigt die Entstehung psychischer Störungen wie Autismus, Depression bis hin zu Schizophrenie.

Die Liste der direkten und indirekten Einflüsse der Darmflora ließe sich noch erweitern und monatlich kommen neue Erkenntnisse hinzu.

Die Mehrzahl der Darmbakterien wohnt im Dickdarm. Aber auch der Dünndarm, der Magen und die Mundhöhle beherbergen Keime, die in ihrer Symbiose wichtig für unsere Gesundheit sind. Ein spezielles Ungleichgewicht im Dünndarm wird **SIBO** genannt.

SIBO, der Dünndarm ist schuld

Leider wird bei Darmerkrankungen immer vor allem der Dickdarm untersucht und behandelt (oder leider auch nicht behandelt, wenn keine sichtbaren Veränderungen gegeben sind). Der Dünndarm, der immerhin ca. fünf Meter lang ist, führt ein Dornröschen-Dasein, da er weder mit bildgebenden Verfahren wie Röntgen oder Spiegelung noch mit Labordiagnostik gut zu untersuchen ist. Wenn er Probleme bereitet, ist die Ursache meist eine funktionelle. Ist seine Verdauungsleistung geschwächt oder fehlgesteuert, leiden Magen und Dickdarm darunter. Die Reizung des Dünndarms setzt sich im Magen fort und stört seine Arbeit durch eine hormonelle Regulierung. Wird die Verdauung im Dünndarm nicht ordnungsgemäß vollendet, leidet der Dickdarm durch Fäulnis- und/oder Gärungsprozesse. Einer der Gründe dafür kann sein, dass er mit falschen Darmbakterien besiedelt ist.

SIBO steht für *small intestinal bacterial overgrowth,* was so viel bedeutet wie eine Fehlbesiedlung des Dünndarms mit pathologischen Keimen. Hier liegt sehr oft die Ursache für Darmbeschwerden begraben, ohne dass eine verlässliche Diagnose gestellt werden kann. In der F.X. Mayr-Medizin haben wir die Möglichkeit, den Darm sehr sensibel abzutasten und seinen Zustand einzuschätzen. Das bietet dann die Voraussetzung für eine ursächliche Behandlung.

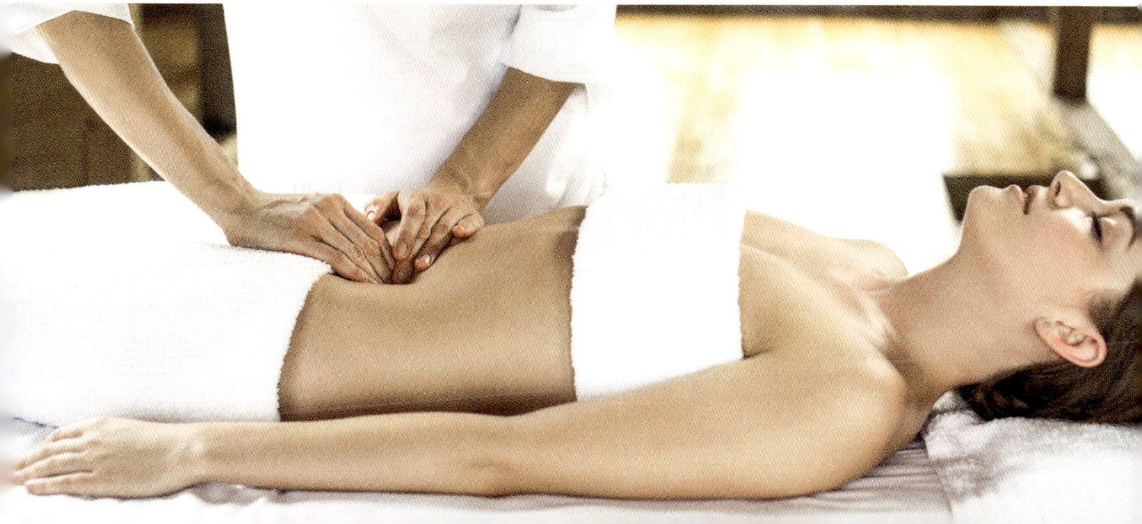

Alles in allem können wir sagen, dass wir einerseits von den Inhabern von 90 % unserer Gene stark fremd bestimmt werden, es andererseits aber in unserer Hand liegt, dieses Mikrobiom zu unseren Gunsten zu pflegen und zu regulieren.

Neugeborene Fohlen wissen das und essen in den ersten Lebenstagen den Stuhl ihrer Mütter, um sich mit gesunden Darmbakterien zu versorgen. Manche Spezialkliniken folgen diesem Beispiel, indem sie bei bestimmten Krankheiten Stuhltransplantationen durchführen.

„SZENEN EINER EHE“: EINFLUSS DES VERDAUUNGSTRAKTES AUF DEN BEWEGUNGSAPPARAT

Schon die Statistik zeigt, dass Beschwerden des Bewegungsapparates in der Bevölkerung an erster Stelle stehen. Das hat natürlich auch damit zu tun, dass krankhafte Veränderungen im Bereich der Wirbelsäule, der Gelenke und Muskelverspannungen von sich aus mehr Schmerzen verursachen als viele Stoffwechselentgleisungen, Gefäßverkalkung oder Darmprobleme. Letztere mischen sich jedoch ordentlich in die Orthopädie ein.

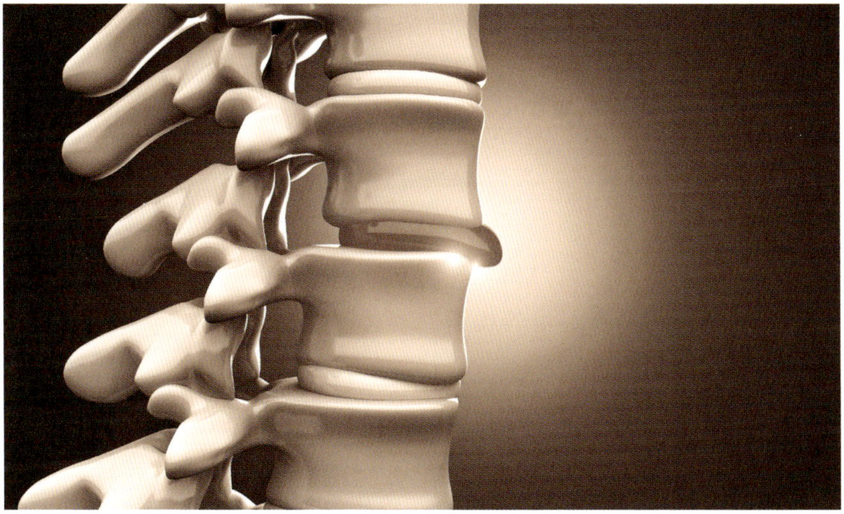

Die Bandscheiben

Die Bandscheiben sind das schwächste Glied der Wirbelsäule. Sie bestehen aus einem Faserknorpel-Ring mit einem gallertartigen Kern in der Mitte, der der Wirbelsäule eine Art Stoßdämpferfunktion verleiht. Ähnliches haben die Sportschuh-Hersteller mit ihren Gelsohlen nachgeahmt. Im Erwachsenenalter sind die Bandscheiben nicht mehr durchblutet und müssen sich von der Umgebungsflüssigkeit ernähren. Ist diese übersäuert oder enthält zu wenig

Sauerstoff (häufig bei Rauchern oder Personen, die unter Schlafapnoe leiden), werden die Bandscheiben kaputt. Essen wir zu viele Mineralstoffräuber, fehlen der Bandscheibe die für ihre Festigkeit verantwortlichen Mineralien. Ist sie nun geschwächt, kann sie sich verschmälern. Die Abstandhalter der Wirbelsäule werden zu dünn, die Wirbel nähern sich einander an und die stabilisierenden Bindegewebsbänder sind dann zu lang. Dadurch wird die Wirbelsäule instabil und die Wirbel können beginnen zu gleiten. Das verursacht unter Umständen starke Beschwerden von klassischem Hexenschuss bis hin zu neurologischen Ausfällen wie Gefühlsstörungen und Lähmungen. Bekommt eine Bandscheibe einen Riss, kann der gallertartige Kern (auch Nukleus pulposus genannt) aus ihr herausrutschen. Und schon ist der berühmte Bandscheibenvorfall geboren.

Der Name **Bandscheibenvorfall** ist an sich irreführend, fällt doch weder die Bandscheibe irgendwohin, noch fällt irgendetwas nach vorne. Der lateinische Ausdruck „Diskushernie", also „Bandscheibenbruch" trifft das Problem da schon besser. Der verstärkte Druck der Lendenwirbel auf den vorderen Teil der Bandscheiben kann diese schädigen und erleichtert das Herausrutschen des Nucleus pulposus nach hinten. Glück hat ein betroffener Patient, wenn er lediglich starke Schmerzen verspürt. Dann soll er sich auf keinen Fall zu einer Operation hinreißen lassen. Diese birgt zu hohe Risiken. Wenn allerdings eine Sensibilitätsstörung besteht und an einigen Stellen des Beines ein Taubheitsgefühl auftritt, dann ist die Lage schon ernster. Eine Lähmung von diversen Beinmuskeln (wenn die Hernie im Bereich der Lendenwirbelsäule sitzt, kann man meist nicht mehr auf der Ferse oder der Zehenspitze stehen) macht praktisch immer einen operativen Eingriff nötig, zumindest einen minimalinvasiven. Discushernien im Bereich der Brustwirbelsäule sind sehr selten. Im Bereich der Halswirbelsäule sind sie recht gefährlich und müssen sehr ernst genommen werden. Da die F.X. Mayr-Therapie das Gewebe entsäuert, die Mikrozirkulation verbessert, den Mineralstoffraub bremst, die Schlafapnoe und das Körpergewicht bei Bedarf verringert, ist sie ein gutes ursächliches Mittel zur Verringerung von Bandscheibenvorfällen.

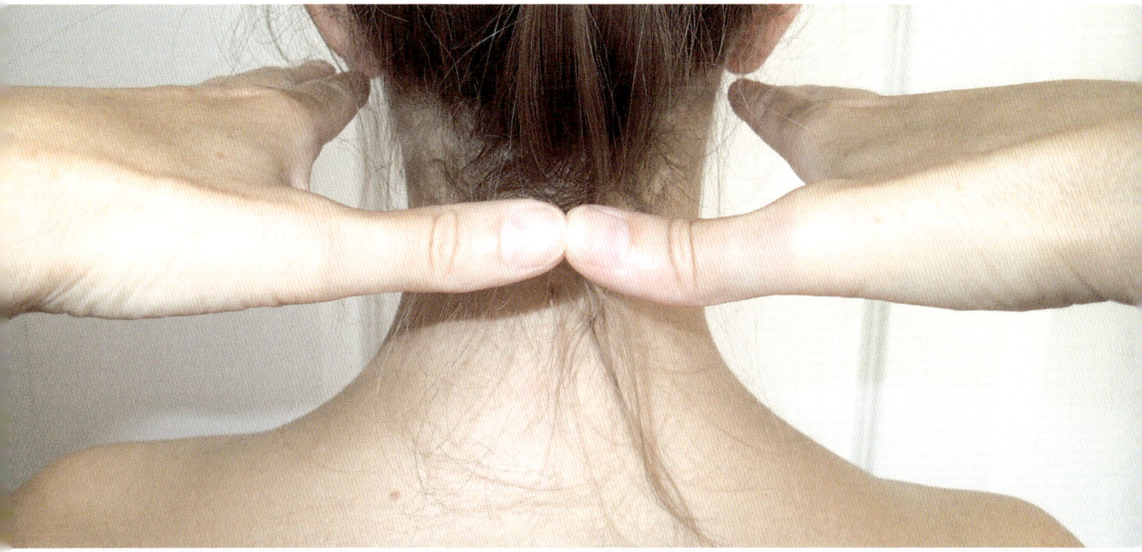

Halswirbelsäule, Nacken und Schulter

Eine häufige Ursache für Nackenverspannungen und Halswirbelsäulenbeschwerden ist der **Zwerchfellhochstand.** Die Verminderung des elastischen Lungenzuges, Lymphstau im Mesenterium, dem Aufhängeapparat des Darms, eine Darmsenkung, Bauchfett-Ablagerungen und abnorme Gas- und Kotmengen im Darm verhindern eine ausreichende Kontraktion des Zwerchfells. Dadurch ist die Bauchatmung eingeschränkt und für Lunge und Herz ist zu wenig Platz. Um diese Verkleinerung des Brustkorbs auszugleichen, weitet sich dieser nach der Seite und oben aus, der Rippenbogen-Winkel wird größer und der Schultergürtel wird angehoben. Die Nacken- und Halsmuskeln, die den Schultergürtel hochheben, sind jedoch nicht für solch eine Dauerbelastung ausgelegt und neigen zu Verkürzungen und Gelosenbildung. Ein Hartspann in der seitlichen Halsmuskulatur, der sogenannte **Musculi scaleni,** kann sogar den Blutdruck steigen lassen, da hier viele vegetative Nervenfasern verlaufen. Besonders fatale Wirkung hat ein einseitiger Schulterhochstand. Eine Lebervergrößerung bzw. eine Irritation des Zökums (Übergang vom Dünndarm

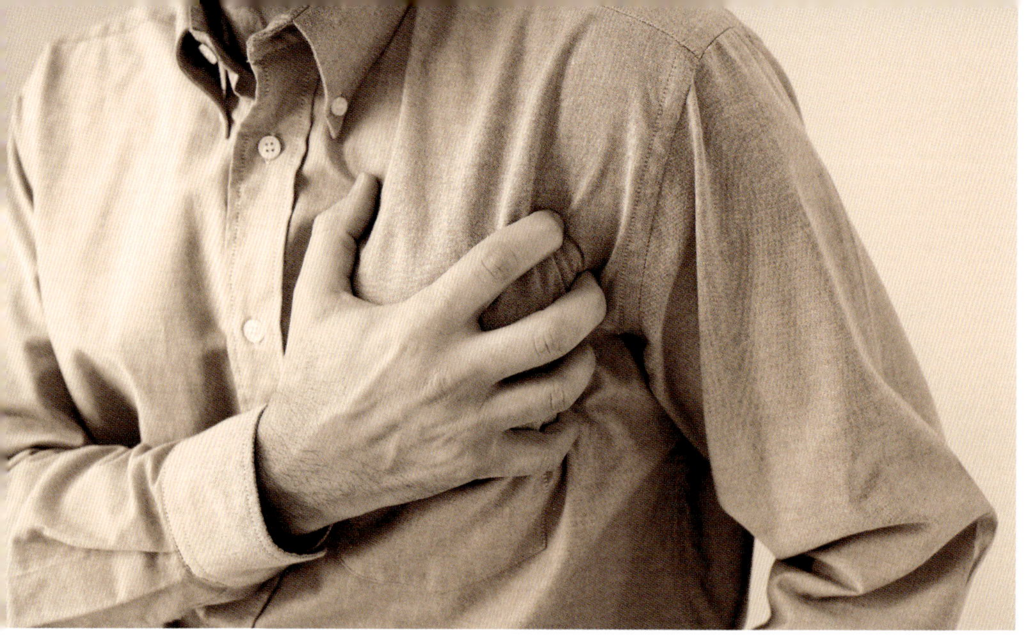

zum Dickdarm) und des aufsteigenden Dickdarms können zu einem Hochstand der rechten Schulter führen. Eine Irritation des absteigenden Dickdarms (meist mit Blähungen vergesellschaftet) lässt die linke Schulter höher stehen. Der Schulterhochstand, ein aktiver muskulärer Prozess, und die daraus resultierenden einseitigen Muskelverspannungen beeinträchtigen die Beweglichkeit der Halswirbelsäule, verschieben das muskuläre Gleichgewicht im Hals-Kopf-Bereich und haben unter Umständen Auswirkungen bis in die Füße. Beschwerden wie das Schulter-Arm-Syndrom und der Spannungskopfschmerz können ihre Wurzeln im Verdauungstrakt haben.

Der Brustschmerz

Viele Patienten haben Angst um ihr Herz und ihre Lunge, wenn es im Brustkorb sticht. Allzu oft sind jedoch blockierte Rippen, Zerrungen und Muskelansatzirritationen der Zwischenrippenmuskulatur die Ursache. Wieder sind Zwerchfellhochstand, eine Daueranspannung des Brustkorbs, überstrapazierte Brustatmung und asymmetrische Reizungen im Bauchraum dafür verantwortlich, dass die Zwischenrippenmuskulatur überlastet ist und die Brustwirbelsäule eine verstärkte Krümmung und teilweise sogar eine Skoliose entwickelt. Oft sieht man diese Verformungen des Brustkorbs deutlich. Eine Irritation bzw. Überlastung der Zwischenrippenmuskeln und anderer Brustmuskeln oder eine Rippenblockade kann stechende Schmerzen des Brustkorbs verursachen. Diese werden dann eventuell mit Herzschmerzen verwechselt.

Zur Unterscheidung der verschiedenen Brustkorbschmerzen gibt es verlässliche Symptome: Kann der Schmerz durch Druck auf die betroffene Stelle verstärkt bzw. ausgelöst werden, handelt es sich höchstwahrscheinlich um ein Problem der Muskeln oder Rippen. Ist der Schmerz genau lokalisierbar, eng begrenzt und womöglich atemabhängig, kann ebenfalls davon ausgegangen werden, dass das Herz nicht involviert ist. Allerdings kann auch das Rippenfell ein Auslöser für die Symptome sein. Natürlich soll in jedem Fall der Arzt aufgesucht werden!

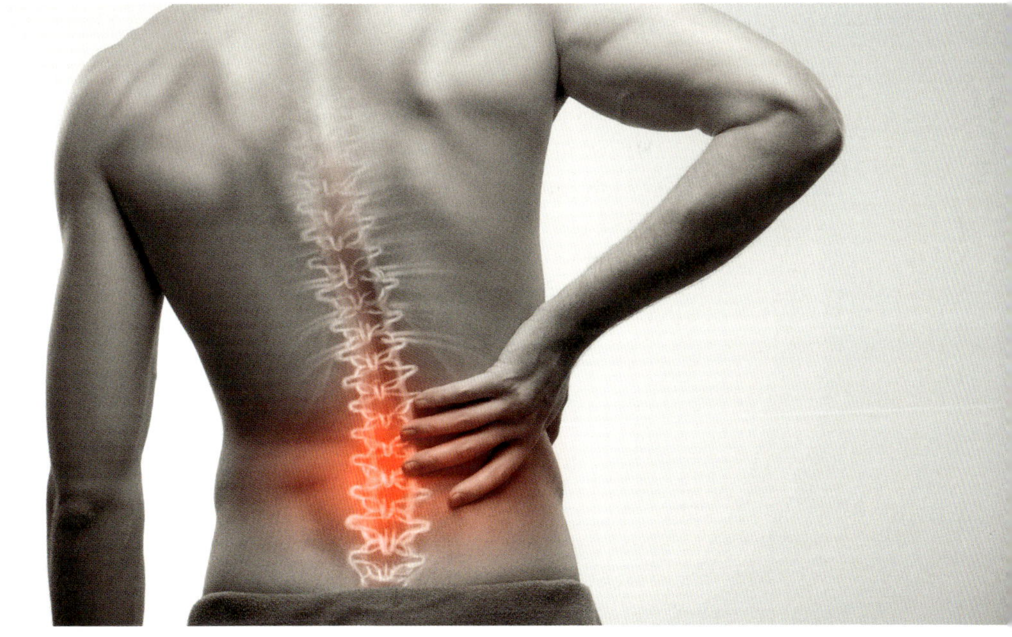

Die Lumbalgie, der Kreuzschmerz

Dieses Beschwerdebild ist oft so therapieresistent, dass es von vielen als legitime Alterserscheinung stillschweigend geduldet und erlitten wird. Die scheinbare Therapieresistenz erklärt sich aus dem ungeheuer starken Einfluss des Darmes auf den unteren Teil unserer Wirbelsäule. Die vom Bauch verursachte Fehlhaltung der Lenden-Becken-Hüftregion ist meist der Ursprung vieler Körperhaltungen nach F.X. Mayr. All diese haben gemeinsam, dass sie mehr Platz für einen irritierten und womöglich überfüllten Darm schaffen. Zusätzlich sind sie durch die psychische Verfassung ihres Trägers und diverse orthopädische Besonderheiten geprägt.

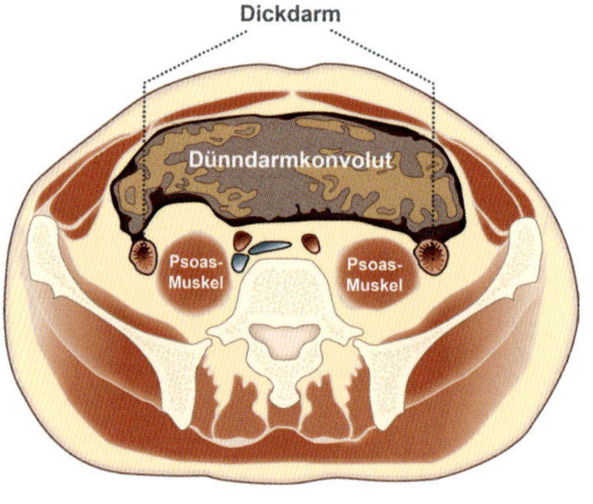

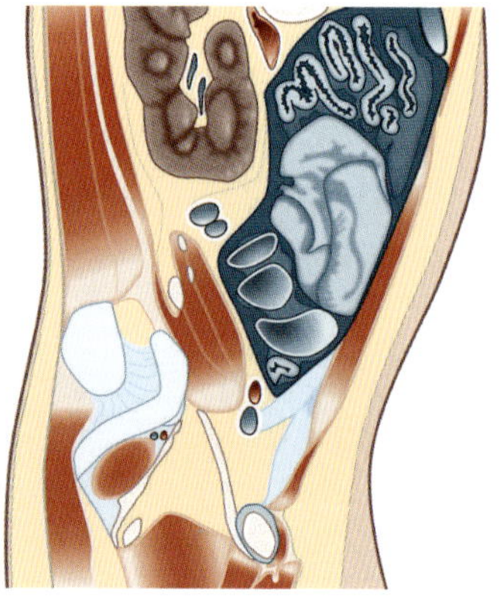

Eine Schlüsselrolle nehmen dabei die **Iliopsoas-Muskeln** ein. Sie sind die Hüftbeuger, die durch zu viel Sitzen von sich aus schon meist verkürzt sind. Die enge nachbarschaftliche Beziehung zwischen Dickdarm und Iliopsoas-Muskel ist prädestiniert für wechselseitige Störungen. Ist der gesamte Dickdarm gereizt, verkürzen sich beide Iliopsoas-Muskeln und verstärken die Krümmung der Lendenwirbelsäule zu einer kreuzhohlen Haltung. Das Kreuzbein kippt nach vorne, die Auflagefläche für den fünften Lendenwirbel steht zu steil, und schon ist das typische Coxarthrose-Becken geschaffen. Die Entenhaltung, eine Mayr'sche Haltungsform, ist die klassische Folge. Betroffene Menschen neigen zur Bildung einer Hüftarthrose, welche sich im Anfangsstadium oft durch Knieschmerzen äußert. Damit ein Mensch mit Iliopsoas-Verkürzung und der daraus resultierenden Entenhaltung nicht nach vorne umfällt, muss er die hinteren Oberschenkel-Muskeln, die sogenannten **Hamstrings,** verstärkt anspannen. Eine Überlastung derselben kann zu Schmerzen wie bei einer Ischialgie und Muskelsehnen-Irritation im Bereich des Kniegelenkes und der Ferse (Achillessehnen-Schmerzen, Fersensporn) führen. Knieschmerzen haben ihre Ursache oft nicht im Kniegelenk selbst, sondern in überlasteten Muskelansätzen am Schienbeinkopf.

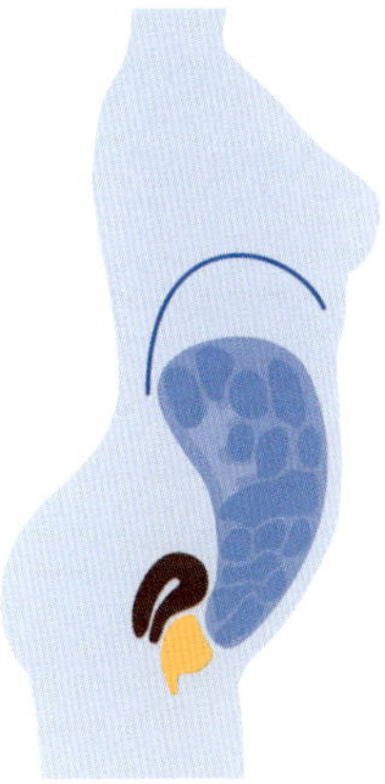

Für die bei Frauen relativ häufige **Entenhaltung** gibt es noch eine andere Ursache: Ein überlasteter, überfüllter Darm senkt sich gerne und bedrängt dann die Organe im Becken. Da Frauen ihre Genitalien im Unterbauch tragen, würde der Darm deren Funktion beeinträchtigen. Also nimmt die Frau unbewusst eine Schonhaltung ein, die den Darm vor der Gebärmutter und den Eierstöcken zum Liegen kommen lässt. Leider drückt er jetzt auf die Blase, was wiederum zu Harninkontinenz führen kann. Aber wenigstens sind die Genitalien geschützt.

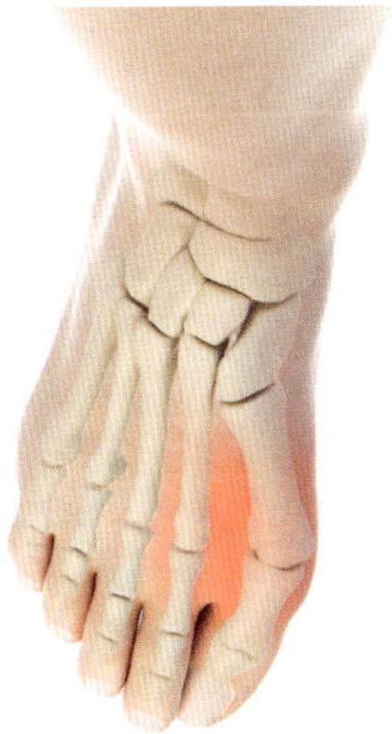

Nun ist bei der Entenhaltung der gesamte Rumpf nach vorne verlagert und das Körpergewicht ruht nicht mehr gleichmäßig auf den Füßen. Vielmehr werden die Vorfüße vermehrt belastet. Dem hält das Fußgewölbe auf Dauer nicht stand und es entsteht ein Spreizfuß. Trägt die Frau darüber hinaus noch häufig Stöckelschuhe, verstärkt sich diese Vorfußbelastung und es entsteht ein **Hallux valgus.** Wenn das Großzehengrundgelenk regelmäßig dem Gegendruck der Schuhe ausgeliefert ist, wächst der Knochen und der Hallux valgus verstärkt sich.

Ist lediglich ein Teil des Dickdarms gereizt, wird nur jener Iliopsoas-Muskel verkürzt, an dem sich der Darm anschmiegt. Die alleinige Irritation des aufsteigenden Dickdarms oder des Übergangs vom Dünndarm zum Dickdarm verkürzt daher den rechten Iliopsoas-Muskel. Das rechte Becken kippt nach vorne, das dazugehörige Hüftgelenk wandert nach unten, und schon erscheint das rechte Bein länger als das linke. Ist der absteigende Dickdarm irritiert (z. B. bei einer Divertikulitis), spielt sich das Ganze auf der linken Seite ab. So eine funktionelle Beinlängendifferenz darf auf keinen Fall mit einer echten Beinlängendifferenz, bei der das Bein tatsächlich länger ist, verwechselt werden. Wird bei einer funktionellen Differenz irrtümlich die Schuhsohle beim scheinbar kürzeren Bein erhöht, wird eine Beckenverwringung noch verstärkt und die Iliosakralgelenke (Kreuzdarmbein-Gelenke) leiden noch stärker. Auf jeden Fall werden sie überlastet und das Knie- und Hüftgelenk des scheinbar längeren Beines und die Achillessehne des scheinbar kürzeren stärker beansprucht. Auch die kompensierende Skoliose (seitliche Verkrümmung) der Wirbelsäule ist nicht immer angenehm.

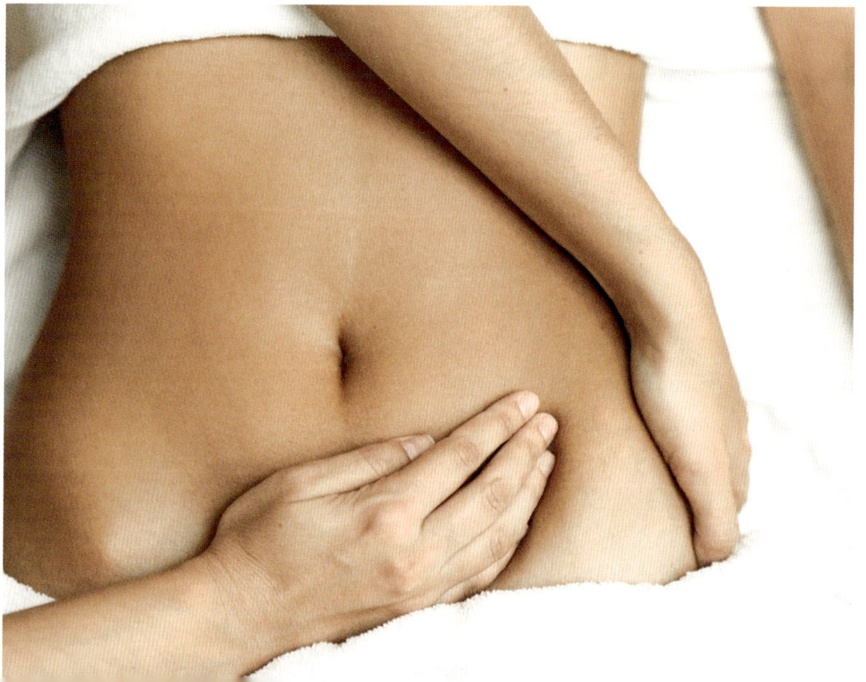

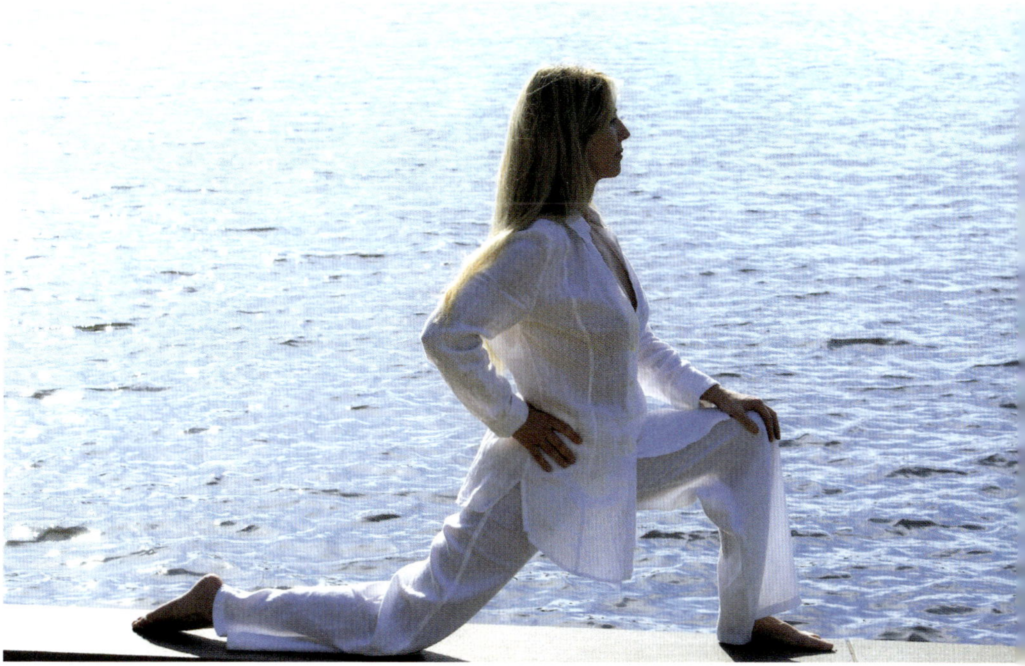

Wie eng die Beziehung zwischen Dickdarm und Iliopsoas-Muskel ist, zeigt sich also an der gegenseitigen Beeinflussung dieser zwei ungleichen Organe. Wenn nach einer Bauchbehandlung nach F.X. Mayr oder spätestens nach einer erfolgreichen F.X. Mayr-Therapie der Dickdarm nicht mehr entzündet und nicht mehr spastisch ist, lässt sich der Iliopsoas-Muskel leichter dehnen, seine Funktionalität normalisiert sich und die durch ihn ehemals verursachten Beschwerden verschwinden. Aber auch umgekehrt kann die Dehnung bzw. Dekontraktion des Iliopsoas-Muskels sofort den Dickdarm positiv beeinflussen. Wenn also während einer F.X. Mayr-Therapie z. B. der aufsteigende Dickdarm anhaltend druckschmerzhaft ist, empfiehlt es sich in jedem Fall, den rechten Iliopsoas-Muskel zu prüfen und gegebenenfalls zu dehnen und zu dekontrahieren. Als Dehnungsmethode bewährt sich die postisometrische Relaxation und als Dekontraktionsmethode die Myoreflextherapie.

Auch die anderen Mayr'schen Körperhaltungen haben fatale Auswirkungen auf die Lendenwirbelsäule, wie zum Beispiel die **Anlaufhaltung:**

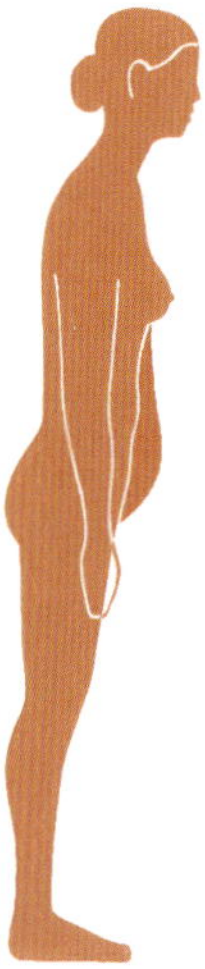

Diese etwas untertänig anmutende Haltung schafft mehr Platz für den Darm durch die Aufhebung der Lendenlordose, also eine Geradestellung der Wirbelsäule. Der Druck auf die Bandscheiben der Lendenwirbelsäule konzentriert sich somit auf ihre Vorderseite und der Nukleus pulposus wird nach hinten hinausgepresst, wenn eine Läsion der Bandscheibe vorliegt. Damit ist eine Voraussetzung für die Entstehung einer Bandscheibenvorwölbung bis hin zum Bandscheibenvorfall im Bereich der Lendenwirbelsäule gegeben.

Wie bei der Entenhaltung wird auch bei der Anlaufhaltung das Rumpfgewicht nach vorne gelagert und die Belastung des Vorfußes verstärkt, was wiederum Folgen nach sich zieht.

Menschen mit **lässiger Haltung** und **Sämannshaltung** haben andere Probleme: Damit die Betroffenen nicht nach hinten umfallen, müssen sie die vordere

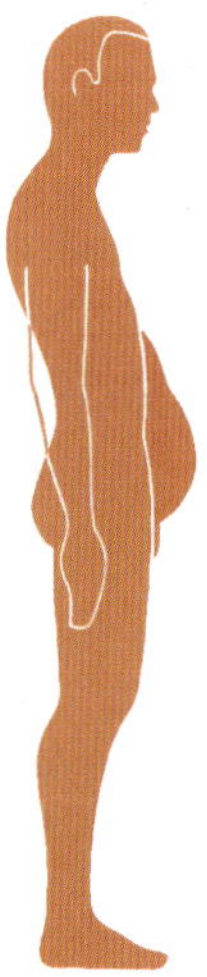

Oberschenkelmuskulatur stärker anspannen. Diese drückt dann die Kniescheibe stärker an das Kniegelenk und verursacht einen Knorpelschaden. Darüber hinaus sind Menschen mit dieser Haltung meist eher muskelschwach und leiden unter einer instabilen Lendenwirbelsäule mit Wirbelgleiten und Beschwerden bei längerem Sitzen und Liegen. Dieses Wirbelgleiten ist bevorzugt ein Frauenproblem, da sich das schwächere Bindegewebe schwertut, die Wirbelkörper in der richtigen Lage zu halten. Die Wirbelsäule und die Gelenke geraten aus der Balance und die Gelenksflächen stehen nicht regelgerecht zueinander. Arthrosen und entsprechende Schmerzen sind die Folge. Die Wirbelsäulen-Beschwerden treten dann vor allem nach längerem Liegen oder Sitzen auf, wenn die stabilisierende Muskulatur entspannt war und ihren Dienst vernachlässigt hat.

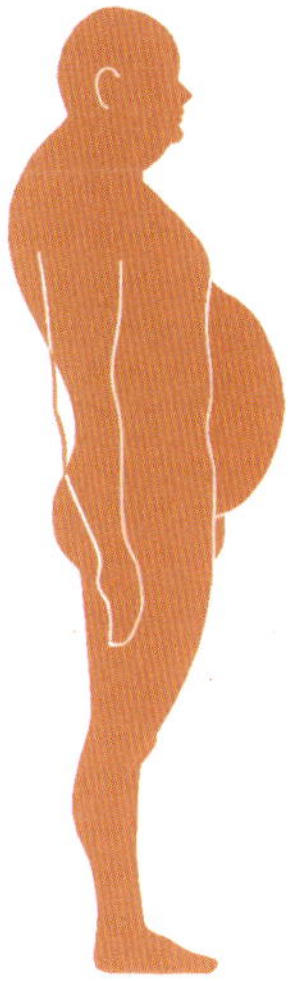

Die **Großtrommelträger-Haltung** ist ein männerspezifisches Problem.

Diese Haltung ist aus genetischen und hormonellen Gründen häufiger bei Männern zu finden. Hier ist der Bauch mit großen Mengen von gefährlichem Bauchfett gefüllt. Zusätzlich fordern meist Darmgase Raum. Der Großtrommelträger muss sich weit nach hinten beugen, um nicht nach vorne umzufallen. Zusätzlich steht sein Zwerchfell weit oben und sein Schultergürtel muss angehoben werden, um kompensatorisch der Lunge und dem Herzen Platz zu schaffen. Es macht den Anschein, als hätten die Betroffenen keinen Hals, obwohl sie genauso viele Halswirbel haben wie alle anderen Menschen.

Die visceromuskulären und viscerocutanen Reflexzonen

Der englische Neurologe Sir Henry Head (1861–1940) und der Wiener Pulmologe Prof. Otto Bergsmann haben entdeckt, dass innere Organe Reflexzonen auf bestimmten Hautarealen und in Muskeln haben. Ist ein inneres Organ überlastet oder irgendwie gestört, kann es Verquellungen und Schmerzen in den dazugehörenden Reflexzonen verursachen. Hat der Magen ein Problem, kann die linke Schulter schmerzen. Da helfen weder Schmerzmittel noch Kortison oder Physiotherapie. Erst wenn der Magen wieder in Ordnung ist, wird die linke Schulter anstandslos ihren Dienst verrichten.

Ist die Leber stark gefordert oder gar krank oder hat die Gallenblase ein Problem, können sich die rechten Nackenmuskeln verspannen oder Schmerzen zwischen den Schulterblättern entstehen.

Und der Darm erledigt den Rest. Er kann den Nacken und die gesamte Lendenwirbelsäule bis hin zum Steißbein schmerzen lassen.

Zum Glück hilft uns diese Erkenntnis, die entsprechenden Beschwerden von zwei Seiten angehen zu können. Werden die Organe in ihrer Funktion verbessert und entlastet, geht es unserer Wirbelsäule und den damit zusammenhängenden Muskeln und Hautarealen besser. Behandeln wir deren Reflexzonen, können wir damit die Organe positiv beeinflussen.

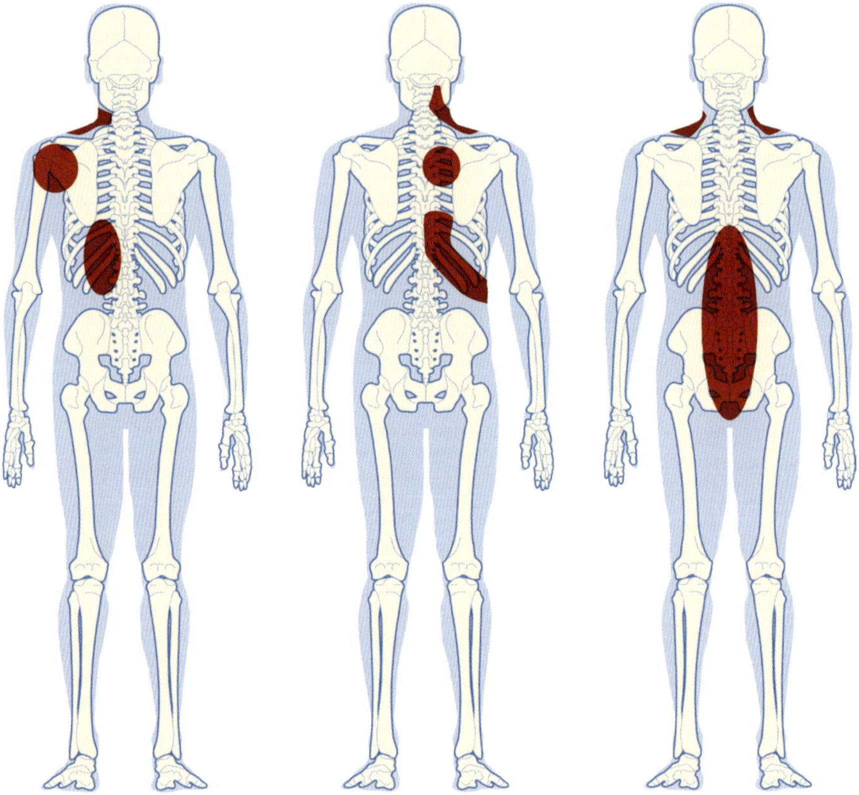

Magen Leber-Galle Darm

Entgiftung und der Bewegungsapparat

Nicht nur die Heilung der Darmbelastung und -irritation und die Verbesserung der Körperhaltung machen die F.X. Mayr-Therapie zu einem orthopädischen Therapeutikum, sondern auch die Entgiftung des gesamten Körpers ist ein wichtiger Grund für den Erfolg der Mayr-Kur bei der Therapie des Bewegungsapparates. Wenn man bedenkt, dass Gelenksknorpel und Bandscheiben bei Erwachsenen keine Blutgefäße enthalten und somit von ihren Umgebungsflüssigkeiten ernährt werden, kommt der Verbesserung der Zusammensetzung dieser Flüssigkeit eine große Bedeutung zu. Die Abnahme der Viskosität des Blutes und somit die Verbesserung der Mikrozirkulation begünstigen die Sauerstoffversorgung. Die Entsäuerung des Gewebes verbessert die Zusammensetzung des Knorpels und verlangsamt dessen Degeneration. Aber auch durch Umwelteinflüsse und intestinale Autointoxikation (Vergiftung mit im Darm gebildeten Gärungs- und Fäulnisgiften) eingelagerte Säuren und Gifte können sich auf den Bewegungsapparat negativ auswirken. So, wie das Schröpfen ein erprobtes Mittel zur Entgiftung einzelner Körperstellen über die Haut darstellt, ist die F.X. Mayr-Therapie eine Generalentschlackungsmethode über Darm, Nieren und Lunge. Die durch die F.X. Mayr-Therapie geförderte Selbstentgiftungsarbeit der Zellen (Autophagie) und verbesserte Reparaturpotenz der Gene unterstützen den Heilungserfolg. Außerdem kann der Darmkeim Prevotella Copri reduziert werden, der für die Entstehung von Rheuma verantwortlich sein kann. Durch die Verbesserung der körpereigenen Sensibilität und Regulationsfähigkeit wirkt die Therapie nach F.X. Mayr bei allen systemischen und regionalen Heilungsprozessen fördernd.

Einige Fallbeispiele

Eine ca. 50-jährige Patientin leidet seit Jahren unter Schmerzen in der linken Schulter. Während einer F.X. Mayr-Therapie bildet sich im Bereich des Akupunkturpunktes Galle 21 im Kapuzenmuskel (Musculus trapezius) ein etwa pflaumengroßer Abszess. Dieser wird aufgeschnitten, worauf sich eine braune, faulig stinkende Flüssigkeit entleert. Die Wunde granuliert, heilt ab und die Schulterschmerzen treten nie wieder auf.

Ein Patient klagt nachts um zwei Uhr plötzlich über starke Schmerzen zwischen den Schulterblättern. Da es in dieser Region kaum Bandscheibenvorfälle gibt und ein Herzinfarkt unwahrscheinlich scheint, wird der Bauch nach der F.X. Mayr-Methode behandelt. Nach zehn Minuten beruhigt sich der Schmerz, nach 20 ist er verschwunden. Die restliche Nacht schläft der Patient beschwerdefrei und erholsam. Das war ein typischer Schmerz der Leber-Reflexzone in jenem Zeitraum, in dem die Leber bei Bedarf eine Nachtschicht einlegen muss, um ihrer Entgiftungsaufgabe entsprechend nachkommen zu können.

Eine Patientin leidet regelmäßig unter Kopfschmerzen, die von der Halswirbelsäule auszugehen scheinen. Der Orthopäde diagnostiziert eine Skoliose der Wirbelsäule mit einer Beinlängendifferenz und verordnet eine Erhöhung der Schuhsohlen auf der Seite des kürzeren Beines. Der orthopädische Schuster hat viel zu tun, um die Sohlen aller Schuhe der Leidenden zu verstärken. Die Kopfschmerzen sind weg. Doch jetzt schmerzt es zunehmend im Bereich der Kreuzdarmbeingelenke. Nun sucht die Patientin einen Chiropraktiker auf. Dieser stellt fest, dass die Beinlängendifferenz nicht echt ist, sondern lediglich das Becken verwrungen ist, also eine Beckenhälfte gekippt ist. Im Nu hat er diese Fehlstellung beseitigt und siehe da, alles ist bestens. Nun darf der Schuster wieder alle verdickten Schuhsohlen abschneiden. Nach einer Woche treten die Schmerzen jedoch wieder auf. Der Chiropraktiker verkauft der Patientin gleich einen Zehnerblock für seine Behandlungen. Nach der Beseitigung der Beckenfehlstellung geht es der Patientin immer hervorragend. Die Intervalle bis zum neuen Aufflackern der Schmerzen werden aber immer kürzer. Das Becken wird zunehmend instabiler, ein sogenanntes Schlotterbecken entsteht. Erst als die Leidende vom F.X. Mayr-Arzt die Diagnose „Reizdarm des absteigenden Dickdarms mit Verkürzung des linken Iliopsoas-Muskels" bekommt, erscheint ein Lichtstreifen am Horizont. Nach erfolgreicher Behandlung der Darmreizung mittels einer Therapie nach F.X. Mayr und entsprechender Ilipsoas-Dehnung sind die Beschwerden und die Beinlängendifferenz ein für alle Mal beseitigt.

Eine 55-jährige Patientin, sportlich und schlank, leidet plötzlich unter immer stärker werdenden Muskelschmerzen. Schließlich sind die Beschwerden so heftig, dass sie nur mehr 200 Meter weit gehen kann und Schwierigkeiten hat, sich die Schuhbänder zu binden, da sie sich kaum mehr bücken kann. Führende Rheumatologen diagnostizieren eine Polymyalgia rheumatika. Die Gabe von Kortison wird empfohlen und tatsächlich verschwinden die Schmerzen bald. Laut Rheumatologen soll die Krankheit nach spätestens zwei Jahren überstanden sein und dann wäre kein Kortison mehr nötig. Nach diesem Zeitraum bricht sich die Patientin beim Reiten zwei Brustwirbel in Folge einer durch das Kortison verursachten Osteoporose. Sofort setzt sie das Kortison ab und die Schmerzen beginnen erneut. Schließlich entscheidet sie sich für eine Therapie nach F.X. Mayr. Nach einer zweiwöchigen Kur sind alle Beschwerden verschwunden. Das hält sechs Monate an. Danach spürt sie wieder die alten Muskelschmerzen, wenn auch nicht mehr so heftig. Nach einer Wiederholung der Therapie ist sie wieder beschwerdefrei und das hält danach für immer an. Es ist anzunehmen, dass der anaerobe Darmkeim Prevotella Copri bekämpft wurde und die *silent inflammation* (eine leichte, im Untergrund dahinvegetierende Entzündung) durch Sanierung des Darms geheilt werden konnte.

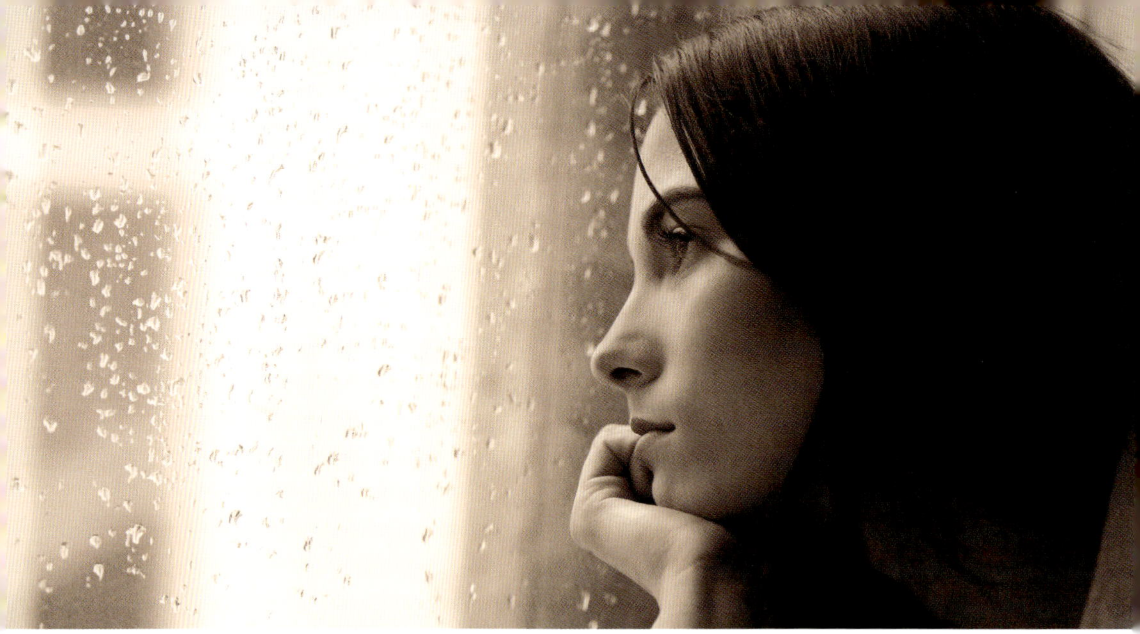

PSYCHE UND DARM

Wir wissen es alle: Psychische Belastungen schlagen sich gerne auf Magen oder Darm. Dass Stress die Verdauung schwächt, wissen wir ja bereits. Aber auch eine umgekehrte Wirkung kann auftreten.

Die Darmflora bemächtigt sich unserer Psyche

Neue Forschungen haben gezeigt, dass die Darmflora, also unsere 100 Billionen Darmbakterien, unsere Stimmung beeinflussen können. Es gilt heute als erwiesen, dass Depression, Schizophrenie, Autismus, ADHS, und sogar Demenz Produkte einer gestörten Darmflora sein können.

Darmorgane beeinflussen unser Gehirn

Immerhin gelangen mehr Nervenimpulse vom Darm zum Gehirn als umgekehrt. Ist unser Verdauungssystem beleidigt, sind wir es auch öfter. Arbeitet die Leber auf Hochtouren, kann unser Aggressionspotential steigen. Produziert unser Darm Gifte, schwächeln wir. Da psychische Aktivitäten viel Energie verbrauchen, können wir sie dann nicht mehr so gut steuern und ausbalancieren. Wann fühlen wir uns psychisch rundum wohl? Wenn wir alles im Griff haben, genügend Kreativität für Problemlösungen aufbringen, Toleranz üben können und keine Ängste haben müssen. Und wann haben wir keine Ängste? Wenn wir stark sind, psychisch und körperlich!

Serotonin-Küche

Serotonin ist eine Nervenüberträger-Substanz, die antidepressiv wirkt, schmerzübertragende Nervenfasern hemmt und der Rohstoff für unser Schlafhormon Melatonin ist. Haben wir zu wenig Serotonin zur Verfügung, leiden wir unter depressiver Verstimmung, erhöhtem Schmerzempfinden und Schlafstörungen. Dieses Trio ist z. B. typisch für die scheinbar so rätselhafte Fibromyalgie.

Der Darm produziert aus Tryptophan Serotonin. Ist er in seiner Funktion gestört, gelingt ihm das nicht mehr ausreichend, und schon fehlt uns diese Nervenüberträgersubstanz. Die gleiche Problematik ergibt sich, wenn wir chronische Entzündungen in uns beherbergen. Dann wird Tryptophan nicht in Serotonin, sondern in Kynurenin umgewandelt, eine Substanz, die Zelltod und Degeneration bewirkt.

Vorsicht bei Fruktoseintoleranz!

Eine Fruktoseintoleranz hat eine ähnliche Wirkung. Fruchtzucker verbinden sich im Darm mit Tryptophan, dieses steht nicht mehr zur Weiterverarbeitung zur Verfügung, und schon fehlen uns wieder Serotonin und Melatonin.

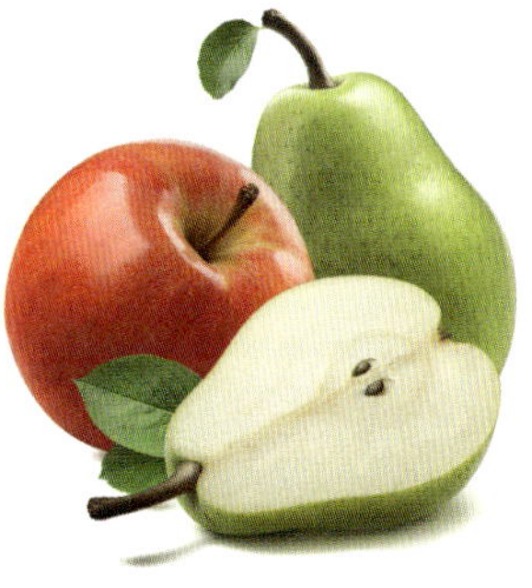

Auch die Körperhaltung kann depressiv machen

Die vorher beschriebenen Körperhaltungen können ebenfalls unsere Psyche beeinflussen. Wie vom Darm werden auch von den Muskeln mehr Nerveninformationen an das Gehirn geschickt als umgekehrt. Schleichen wir nun in einer Anlaufhaltung oder lässigen Haltung durch unseren Alltag, bekommt das Gehirn die Information, dass sein Besitzer depressiv sein muss. Irgendwann glaubt es das und schon ist die scheinbar unerklärliche Depression da. Wenn der Frustrierte wieder aufrecht durchs Leben schreitet, hellt sich automatisch sein Gemütszustand auf, ohne dass sich sein Umfeld geändert hat.

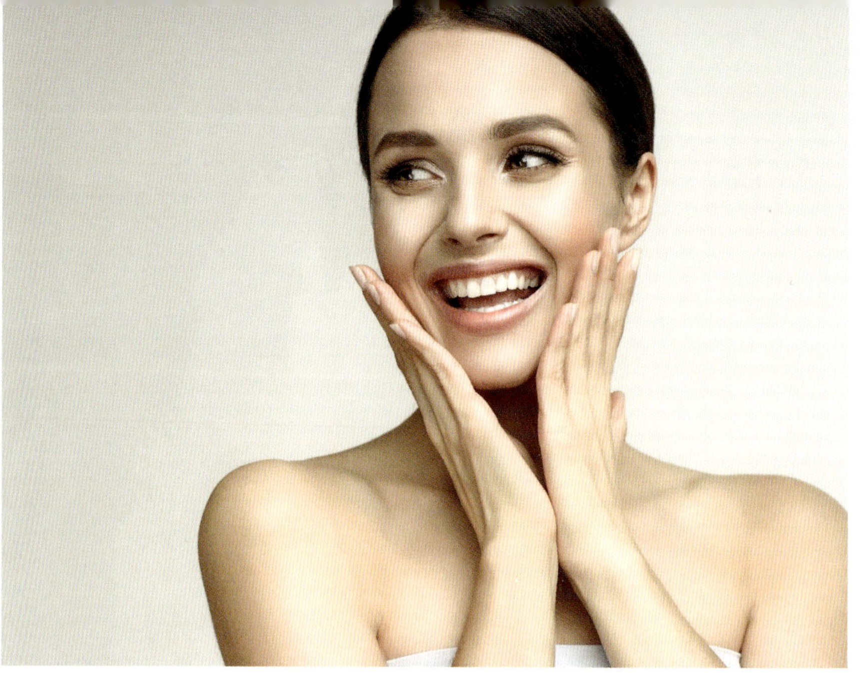

SCHÖNHEIT IST AUSDRUCK VON GESUNDHEIT

Schönheit ist letztlich unser aller Wunsch. Dieses unbescheidene Begehren rührt von einem ganz archaischen, evolutionären Gesetz her. Schönheit ist eigentlich der Ausdruck von Gesundheit. Gesunde Menschen leben unbeschwerter, lieben ihr Leben und auch sich selbst. Sie sind sportlicher, beweglicher, ausgeglichener und haben meist auch eine schönere Haut.

All das verleiht Schönheit. Aber warum empfinden wir das als schön? In der evolutionären Natur wird darauf geachtet, dass sich möglichst gesunde Gene vermehren. Dieses Anliegen wird dadurch unterstützt, dass uns Menschen Gesundheit als schön erscheint und somit die Paarungsbereitschaft erhöht. Schönheit ist von keinem Computer messbar und erkennbar, sondern wird mit allen bewussten und unbewussten Sinnen wahrgenommen. Der wichtigste Parameter ist zweifelsohne die Ausstrahlung, das Charisma. Trotzdem gibt es auch äußerliche Eigenschaften, die zur Attraktivität einer Person beitragen, wie zum Beispiel die Beschaffenheit der Haut.

Die Haut ist nicht nur der Spiegel unserer Seele

Wir alle wissen, dass unsere Haut auf Stress, Kummer, Ängste und Depressionen reagieren kann. Sie wird aber oft auch als Notventil zur Entgiftung des Körpers missbraucht. Es entzünden sich die Schweiß- und Talgdrüsen, ein

Phänomen, welches hinlänglich als Akne bekannt ist. Testosteron unterstützt diese Entzündungen, weshalb Jugendliche während der Pubertät besonders häufig unter Akne leiden. Doch das Ende der Pubertät bringt leider nicht automatisch auch ein Abklingen der Akne mit sich. Ist der Schweiß übersäuert, werden Körpergifte über die Hautdrüsen ausgeschieden und es wachsen wieder hässliche Pickel. In Hautfalten unter den Brüsten oder im Bauchbereich und im Schritt und den Achselhöhlen entstehen gerne Hautrötungen und im Extremfall sogar Hautrisse, sogenannte Rhagaden. In diesen schlecht belüfteten Feuchtgebieten kann der saure Schweiß länger einwirken und die Haut entzünden. In diesen irritierten Arealen siedeln sich dann gerne Pilze an. Die Bekämpfung des Hautpilzes allein reicht hier als Therapie nicht aus.

Die Entsäuerung des Schweißes, eine Eindämmung übermäßigen Schwitzens und eine Faltenreduktion durch Gewichtsabnahme und eine straffere Haut bekämpfen die Hautentzündungen. Besonders dankbar reagieren akneähnliche Hautausschläge auf die F.X. Mayr-Therapie. Durch die allgemeine Entzündungsreduktion im Körper wirkt die F.X. Mayr-Therapie auch gut bei Neurodermitis. Immer empfiehlt sich die Substitution mit Basen, Zink und Biotin, falls diesbezüglich ein Mangel besteht. Ist der Stuhl zu basisch, sollte kein Basenpulver gegeben werden. Hier hilft die lokale Anwendung von basischen Salben.

Anti-Aging, der Traum vom ewigen Leben

Anti-Aging ist das Zauberwort für alle, die schön und gesund bleiben wollen. Neue Forschungen haben nun gezeigt, wie echtes Anti-Aging funktioniert. Dabei spielt die Selbsterneuerung des Gewebes und der Zellen eine entscheidende Rolle. Ein Mechanismus zur Regeneration der Zellen ist die Autophagie, die Fähigkeit der Zelle, selbst erzeugten Stoffwechselmüll zu beseitigen bzw. zu vernichten. Der Japaner Yoshinori Ohsumi erhielt für seine Autophagie-Forschung 2016 den Nobelpreis für Medizin. Fasten und im Besonderen die F.X. Mayr-Therapie fördern diese. Jede Zelle enthält eine Menge an Organellen, die die Zellfunktionen aufrechterhalten.

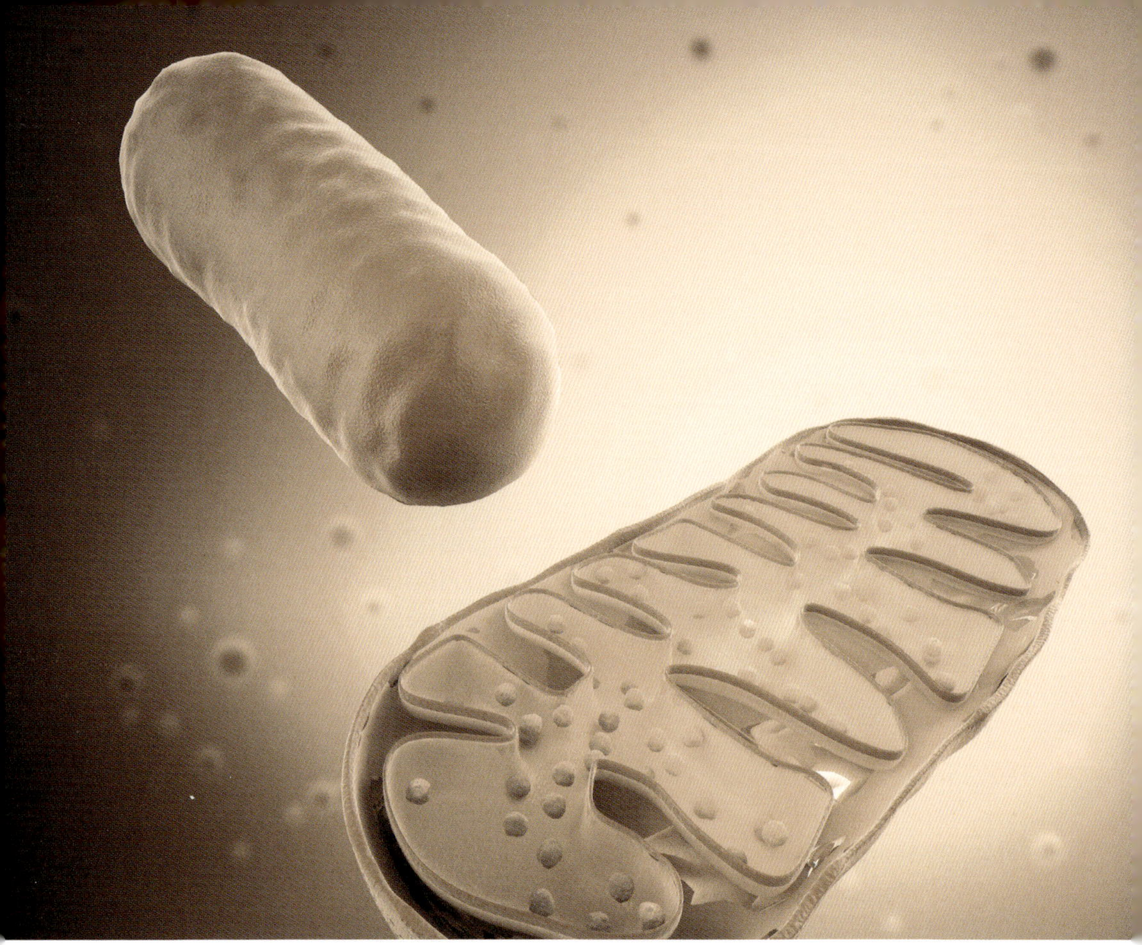

Unsere Kraftwerke benötigen ein Service

Die Mitochondrien sind die Kraftwerke, in denen aus Sauerstoff und Nährstoffen Energie erzeugt wird. Gealterte Mitochondrien leisten nicht mehr so viel und produzieren vermehrt freie Sauerstoffradikale. Man kann das mit einem alten, schlecht gewarteten Motor vergleichen, der größere Mengen an Treibstoff verbraucht und vermehrt Abgase bildet. Die Mitochondrien können jedoch regeneriert werden, indem man ihnen die nötigen Mikronährstoffe zuführt. Die nötigen B-Vitamine werden im letzten Teil des Dünndarms aufgenommen. Gerade dieser Darmabschnitt leidet oft unter Irritationen, da das Rückschlagventil (Ileozökalklappe) am Übergang zwischen Dünndarm und Dickdarm bei Blähungen und einem erschlafften Darm nicht mehr dicht abschließt und Stuhl aus dem Dickdarm in den Dünndarm zurückfließen kann. Manchmal ist dieses Phänomen der offenen Ileozökalklappe mit Schmerzen in der rechten Schulter verknüpft. Alleine die Regeneration dieses Darmabschnittes hilft bereits den Mitochondrien, mehr Energie zu erzeugen. Zusätzlich können alte Mitochondrien durch vorübergehenden Sauerstoffmangel beseitigt werden und die Bildung neuer effizienter arbeitender Zellkraftwerke kann gefördert werden.

Es gibt noch viele weitere Gebilde und Ablagerungen in den Zellen, die regelmäßig erneuert werden müssen. Wenn mindestens 14 Stunden nichts gegessen wird, werden sogenannte Sirtuine gebildet. Diese Stoffe schalten die „Alterungs-Gene" ab. Das sind jene Gene, die die Zellteilung beschleunigen. Da sich jede Zelle nur beschränkt oft teilen kann, lebt sie länger, wenn sie sich seltener teilt. Und wir leben dann auch länger. Nützliche Zusatzstoffe für die Arbeit der Sirtuine sind Zink und Resveratrol. Zink befindet sich viel in Austern und Hülsenfrüchten, Resveratrol im Rotwein. Einem lustvollen Gourmet-Leben steht also nichts im Wege. Während einer Therapie nach F.X. Mayr wird jedoch zur Unterstützung der Leberregeneration und Schonung des Darms auf Alkohol und Hülsenfrüchte verzichtet.

Dr. Franz Xaver Mayr hat sogar ein eigenes Buch über „Schönheit und Verdauung" geschrieben. Schon damals wurde also Schönheit und Gesundheit gleichgesetzt, und Dr. Mayr hatte großen Erfolg mit der Verschönerung seiner Patienten.

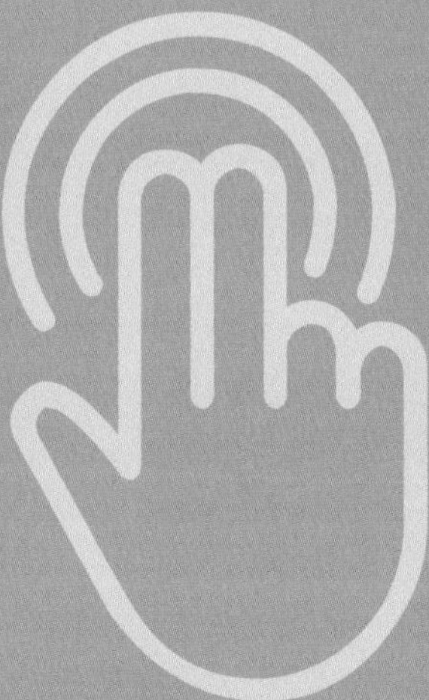

Die
F.X. Mayr-
Medizin

sensibel,

schnell,

ausführlich,

individuell

DIAGNOSTIK NACH F.X. MAYR

Die sensible Diagnostik der F.X. Mayr-Medizin, bei der der Arzt mittels seiner fünf Sinne die Abweichungen vom idealen Gesundheitszustand schon lange vor Ausbruch einer manifesten Erkrankung erkennen kann, stellt einen der größten Unterschiede zu anderen diätetischen und fastentherapeutischen Methoden dar. Durch die schnelle und dennoch ausführliche Diagnostik kann die Therapie sehr individuell angepasst und gesteuert werden. Der Arzt „begreift" seine Patienten auch im wahrsten Sinne des Wortes. Die Anamnese allein ist aber für eine gewissenhafte Beratung und Therapie nicht ausreichend. Die F.X. Mayr-Medizin ist eine ganzheitliche Methode. Dazu gehört die Berücksichtigung des gesamten Körpers mit all seinen Symptomen und Gegebenheiten, die psychische Situation und die konstitutionelle Typologie. Im Rahmen der regelmäßig ärztlich durchgeführten manuellen Bauchbehandlungen kann mittels der integrierten Diagnostik der Therapieverlauf genau beobachtet und durch eventuell vorteilhafte Korrekturen der Diät und Behandlungen angepasst werden.

Viele Patienten kommen mit Beschwerden zum Mayr-Arzt, der zur Kenntnis nehmen muss, dass sie bisher noch nie körperlich untersucht wurden, ihr Bauch also noch nie abgetastet wurde. Vielmehr wurden nach einer ärztlichen Befragung lediglich Medikamente verordnet.

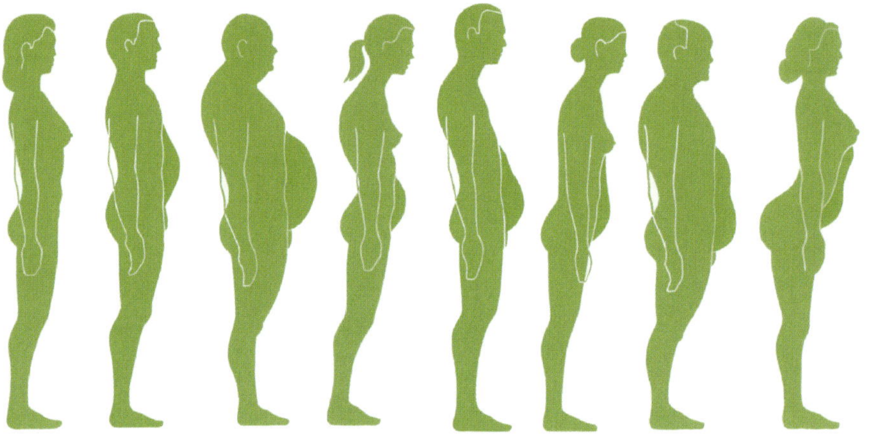

Körperhaltungen nach F.X. Mayr

Die aufrechte, im Lot befindliche Körperhaltung ist für unser Wohlbefinden eine wesentliche Voraussetzung. Stimmt die Körperhaltung, verläuft das Lot vom äußeren Gehörgang über das Schultergelenk und Hüftgelenk zum Sprunggelenk. Ist diese Balance nicht gegeben, werden verschiedene Muskeln zu viel, andere zu wenig und diverse Gelenke falsch belastet.

Die verschiedenen Haltungsformen werden primär durch drei Ursachen hervorgerufen:

- Alle Körperhaltungen schaffen auf verschiedene Art mehr Platz für einen irritierten Darm und für ein durch Lymphstau im Mesenterium (dem Aufhängeapparat des Darms) hervorgerufenes sogenanntes Radixödem.
- Muskelverkürzungen (besonders der Ileopsoas-Muskeln) und/oder Schwächen bzw. Gewebserschlaffungen unterstützen diese Fehlhaltungen.
- Selbstverständlich ist die Körperhaltung auch Ausdruck der Persönlichkeit und in gegenseitiger Beeinflussung abhängig von der psychischen Verfassung.

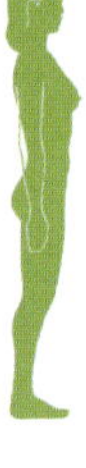

Normale Haltung

Das Lot schneidet den äußeren Gehörgang, das Hüftgelenk, das Kniegelenk und das Sprunggelenk. Die Verlängerung des Brustbeins nach unten trifft die Symphyse.

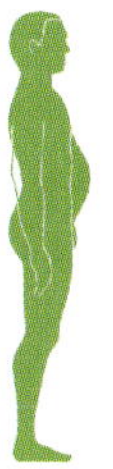

Die Habt-Acht-Haltung

Sie betrifft meist kleinere, eifrige Menschen, tritt oft mit einem Gasbauch auf und ist mit einem generell erhöhten Muskeltonus verbunden.

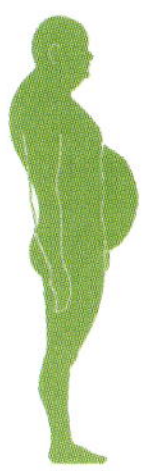

Der Großtrommelträger

Man muss keine Trommel umhängen, um eine zu tragen. Man kann sie sich auch anessen. Großtrommelträger besitzen viel Bauchfett. Leider ist das Bauchfett wesentlich gefährlicher als das sogenannte „Hüftgold“. Es produziert Entzündungsmediatoren, begünstigt Diabetes mellitus, Gefäßverkalkung, Herzinfarkt, Bluthochdruck und Hirnschlag bis hin zur Demenz. Es bildet Aromatase, ein Enzym, welches Testosteron in das weibliche Östrogen umwandelt. Männern wachsen dadurch die Brüste, sie können sogar Brustkrebs bekommen. Außerdem sinken die Libido und die allgemeine Antriebskraft. Zusätzlich verursacht das Bauchfett noch folgende Beschwerden: Kurzatmigkeit, Nackenverspannungen, Herzbeschwerden, vermehrtes Schwitzen, Schnarchen bis zur Schlafapnoe und orthopädische Leiden. Blähungen unterstützen die Ausbildung einer Großtrommelträger-Haltung.

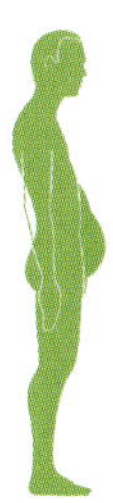

Die Lässige Haltung

Menschen mit generell schwacher Körperhaltung und Neigung zur Gewebsdystrophie haben oft folgende Symptome: Stuhlverstopfung, Trockenheit der Haut und Schleimhäute, Drüsenschwäche mit Verdauungsschwäche, Kältegefühl, Magenbeschwerden, instabile Gelenke und Wirbelsäule mit Neigung zu Kreuzschmerzen, Gleichmut bis hin zur Depression. Nach F.X. Mayr wird hier im Becken mehr Platz für den erschlafften Darm geschaffen.

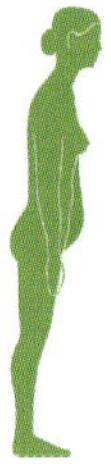

Die Anlaufhaltung

Durch Aufhebung der Lendenlordose wird im Bereich der Wirbelsäule mehr Platz für den Verdauungstrakt geschaffen. Meist ist die Bauchmuskulatur verkürzt. Die Symptome dieses Typs sind mit denen der lässigen Haltung vergleichbar. Orthopädisch besteht eine größere Gefahr eines Bandscheibenvorfalls. Psychisch ist diese Haltung mit einer gewissen Untertänigkeit verbunden. Nach den Devisen: immer alles richtig machen, niemals anecken, lieber nachgeben, immer zu Diensten sein. Natürlich kann auch eine Depression diese Haltung verursachen.

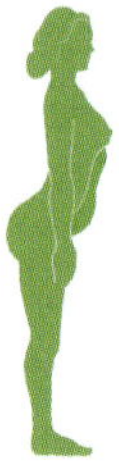

Die Entenhaltung

Sie ist wieder eine muskelstarke Haltung Wie schon erwähnt, ist diese Haltung bei Frauen häufiger zu sehen, da sie die inneren Genitalien wie Gebärmutter und Eierstöcke vor dem zu tief liegenden Dünndarm schützt. Sie kann aber auch durch beidseits verkürzte Hüftbeuger-Muskeln (Iliopsoas) hervorgerufen werden und begünstigt eine Hüftarthrose und Verschiebung der Wirbel mit den dazugehörenden Kreuzschmerzen. Im Extremfall können die Dornfortsätze der Wirbel aneinander reiben. Dieses sogenannte Baastrup-Phänomen bereitet außerordentliche Schmerzen. Und schließlich wird die Entstehung eines Hallux valgus begünstigt.

Die Bauchformen nach F.X. Mayr

Die Bauchform wird im Wesentlichen durch den Dünndarm geprägt. Je nach Zustand des Verdauungstraktes und Tonus des Darmes ergeben sich die verschiedenen Bauchformen:

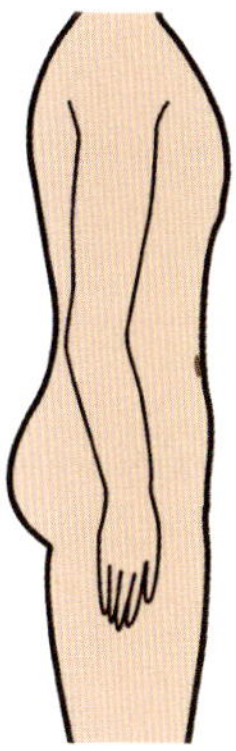

Normalbauch

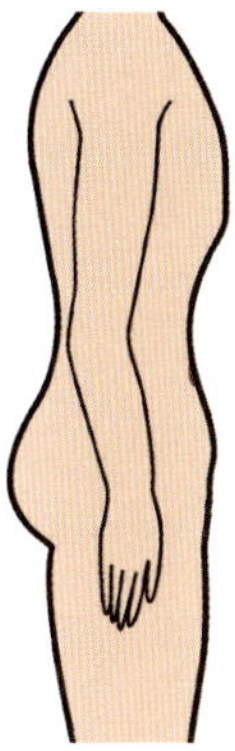

entzündlicher Kahnbauch

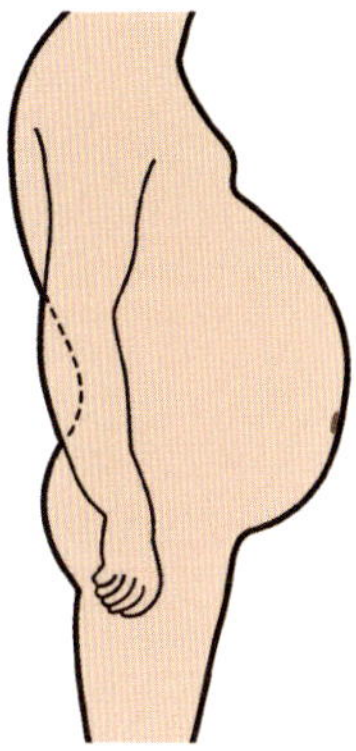

Gasbauch

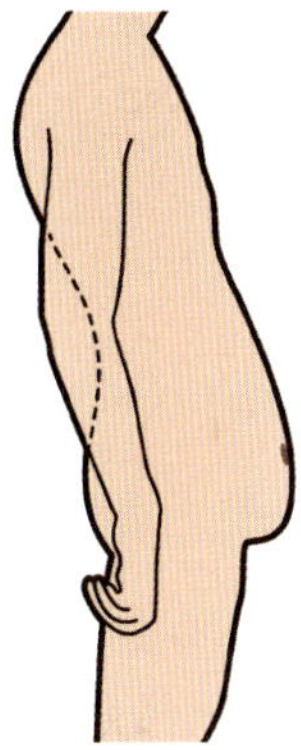

schlaffer Kotbauch

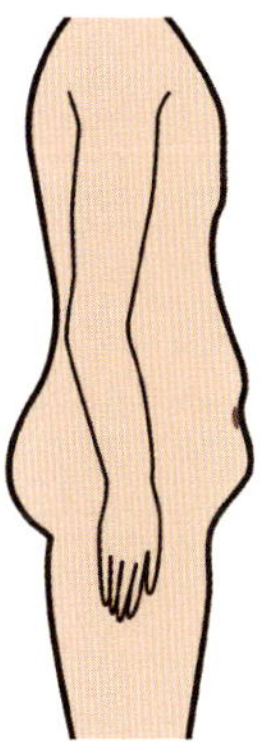

entzündlicher Kotbauch

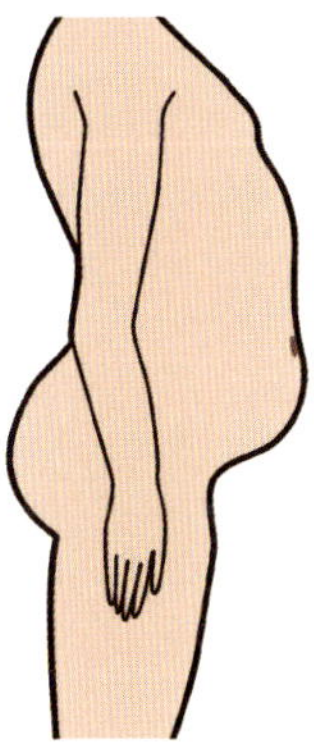

schlaffer Gas-Kotbauch

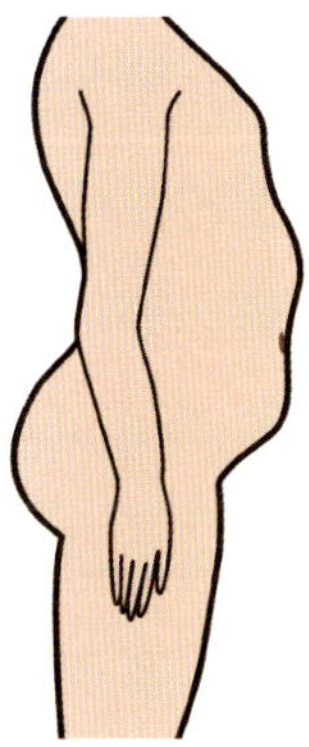

entzündlicher Gas-Kotbauch

Normaler Bauch

Charakteristisch ist die U-Delle, die den darunterliegenden Dünndarm begrenzt und dessen Spannkraft demonstriert. Diese sollte im Idealfall nicht unterhalb der Verbindungslinie zwischen den vorderen oberen Darmbeinstacheln liegen. Der Rippenbogenwinkel soll nicht größer als 40 Grad sein und das Zwerchfell befindet sich im Idealfall auf der Höhe des oberen Endes des Rippenbogenwinkels.

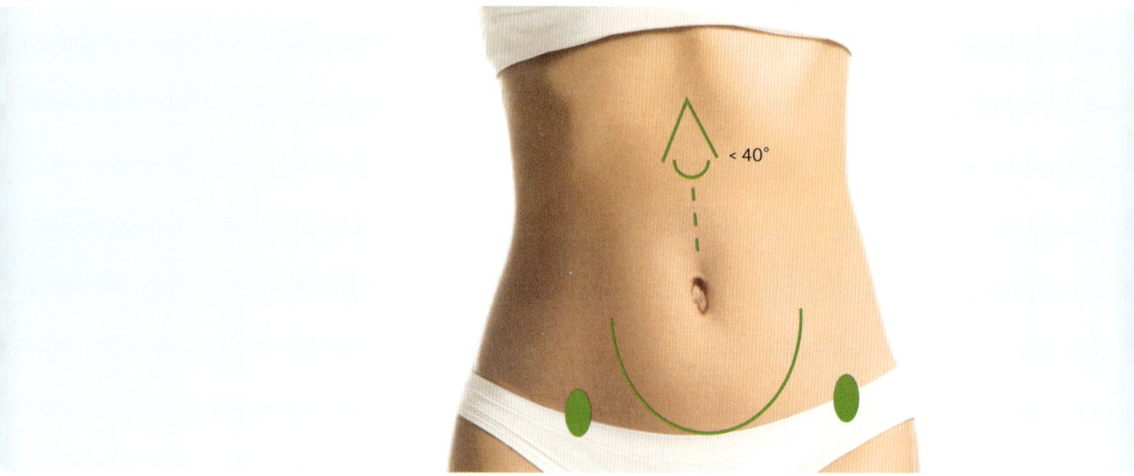

Kahnbauch

Der Bauch ist als Ausdruck einer Entzündung bzw. erhöhten Spannung im Darm eingezogen. Hier findet sich oft eine Darmentzündung oder eine ganz frische Vergiftung durch Gärung, Fäulnis oder Lebensmittelgifte. Gestresste und unterernährte Menschen neigen zu dieser Bauchform.

Gasbauch

Dieser hat seinen maximalen Umfang im oberen Bereich. Hier findet sich schon bei Normalgewicht ein Zwerchfellhochstand. Wenn die Blähungen sehr stark sind, ist die Luft im gesamten Bauch verteilt. Oft tritt diese Bauchform bei jenen Menschen auf, die darüber klagen, dass sie sofort nach dem Essen merklich dicker sind oder trotz Idealgewicht einen zu dicken Bauch haben. Diese Volumenzunahme ist den durch Fehlverdauung entstandenen Darmgasen zuzuschreiben.

Entzündlicher Kotbauch

Typisch ist hier die Spitze im Bereich des Nabels. Hier ist der Darm noch zur Gegenwehr gegen seine Reizung durch Überlastung, Verdauungsschwäche bzw. Gärungs- und Fäulnisgifte fähig. Symptome können eine spastische Stuhlverstopfung oder Durchfall sein. Dieser Bauch reagiert auf Druck und Klopfen mit Schmerzen. Sein Besitzer möchte ständig den Hosenbund erweitern.

Schlaffer Kotbauch

Hier ist der Darm durch schon länger bestehende Überlastung bereits erschlafft und funktionseingeschränkt. Meist zeigt sich das in Form von Stuhlverstopfung. Schmerzhaft ist der Darm nicht mehr, da er schlaff und entspannt im Bauch herumliegt. Allerdings drückt er auf die Blase und die Genitalien und begünstigt Harninkontinenz und Regelschmerzen. Im Extremfall kann er den Lymphfluss und venösen Rückfluss aus den Beinen behindern und damit die Bildung von Unterschenkelödemen und Krampfadern unterstützen.

Fettbauch

Ohne Vergrößerung der Darmschlingen kommt es selten zu einer wesentlichen Veränderung der Bauchform. Fettansammlungen in der Bauchdecke verursachen jedoch eine dick abhebbare Falte bzw. Bauchschürze. Die Haut unter dieser Fettfalte leidet unter dem Schweiß, der hier nicht verdunsten kann und entzündet sich leicht. Im Extremfall kann sie sogar offene Stellen aufweisen. Hier empfiehlt sich Wundpuder als Erste-Hilfe-Maßnahme.

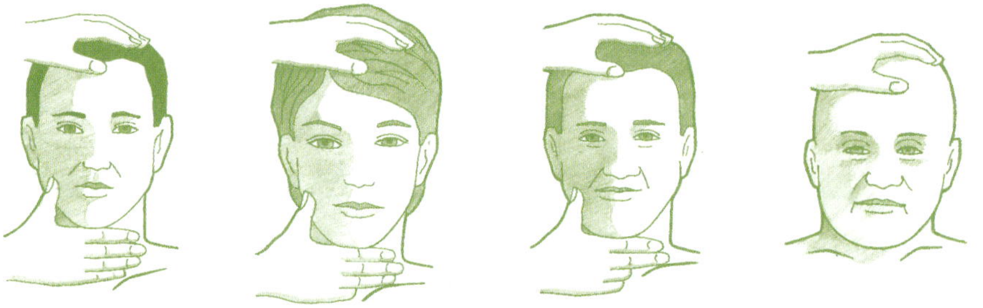

Weitere Untersuchungen durch den Mayr-Arzt

Halsmaße

Hier wird die vordere und hintere Länge des Halses gemessen. Sind sie unterschiedlich lang, deutet das auf eine Fehlhaltung der Halswirbelsäule hin, die oft mit einer allgemeinen Fehlhaltung, Zwerchfellhochstand oder einer muskulären Dysbalance zusammenhängt.

Schulterhochstand

Die Ursachen für Schulterhöhendifferenzen sind vielfältig. Beinlängendifferenz und Skoliose sind allgemein geläufige Erklärungen. Viel häufiger ist jedoch der Verdauungstrakt an dieser Fehlhaltung schuld.

Ein Schulterhochstand rechts deutet primär auf eine Lebervergrößerung hin. Die Leber benötigt mehr Platz, das rechte Zwerchfell bleibt höhergestellt und kompensatorisch wird die rechte Schulter angehoben. Es kann aber auch eine Reizung des aufsteigenden Dickdarms dafür verantwortlich sein.

Ein Schulterhochstand links deutet auf häufige Blähungen hin. Die Gase sammeln sich vor allem im absteigenden Dickdarm, der sich in der linken Bauchhälfte befindet. Wegen dieser Irritation wird das linke Zwerchfell hochgestellt. Um genügend Platz für Herz und Lunge zu schaffen, wird kompensatorisch die linke Schulter höher gehalten.

Zwerchfellhöhe

Sie gibt Auskunft darüber, wie weit der Brustraum durch einen Zwerchfellhochstand bereits eingeengt ist. Wenn der Darm irritiert oder überfüllt ist, muss im Bauchraum mehr Platz für ihn geschaffen werden. Das kann u. a. mittels einer Hochstellung des Zwerchfells bewerkstelligt werden. Kurzatmigkeit, seichte Atmung mit chronischem Sauerstoffmangel und Nackenverspannung sind die Folge. Da diese Zwerchfellhochstellung durch die Weitstellung des Brustkorbs hervorgerufen wird, resultiert daraus meist auch ein vergrößerter Rippenbogenwinkel.

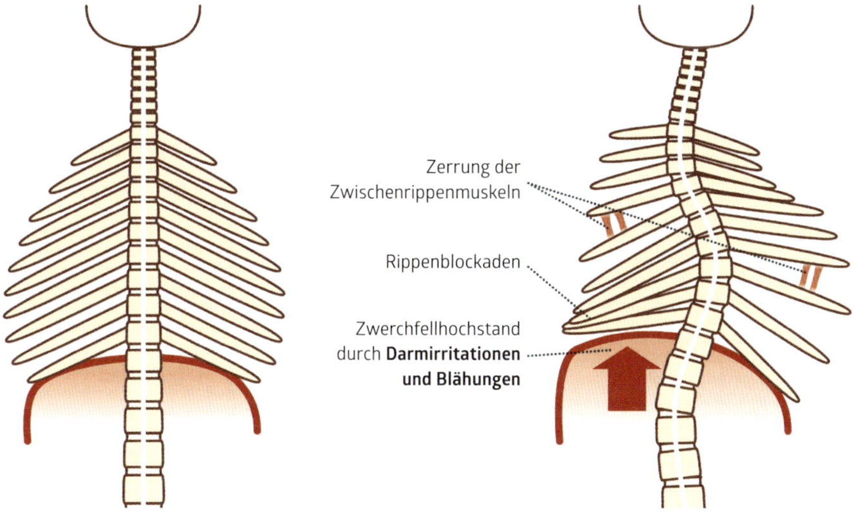

Rippenbogenwinkel

Eigentlich sollte dieser nicht größer als 30 bis 40 Grad sein. Viele Menschen plagen sich jedoch mit einem Winkel von 60 bis 90 Grad und im Extremfall kann er sogar bis 160 Grad ausmachen. Da diese Weitstellung des Brustkorbs von den Brustkorbmuskeln bewerkstelligt wird, sind diese entsprechend verspannt, schmerzen oft und behindern die Atmung. Schon nach zehn Minuten Bauchbehandlung nach F.X. Mayr kann eine eindrucksvolle Verkleinerung des Rippenbogenwinkels beobachtet werden.

Lebergröße

Die Leber kann im Bereich des rechten Rippenbogens ertastet werden. Eine vergrößerte Leber muss nicht immer mit Alkoholkonsum zusammenhängen.

Es genügt der Genuss vieler Tassen Kaffee, von viel Fruktose (z. B. aus Fruchtsäften und industriell gesüßten Fertigprodukten), die Einnahme eines die Leber schädigenden Medikaments (z. B. gegen Nagelpilz) oder eine Lebensmittelvergiftung.

Bauch-Abtastung und Succussionen

Das Beklopfen und Befühlen der Bauchdecke bringt eine gute Orientierungshilfe durch die unterschiedlichen Klangformen, Schmerz- und durch sie verursachte muskuläre Abwehrreaktionen. Hiermit können der Grad der Entzündung von Magen und Darm, diverse Verkrampfungen dieser Organe, der Füllungszustand des Dickdarms und Blähungen ertastet werden. Aber auch eine Erkrankung der Eierstöcke, der Gebärmutter, der Harnblase und der Leber können damit eventuell entdeckt werden.

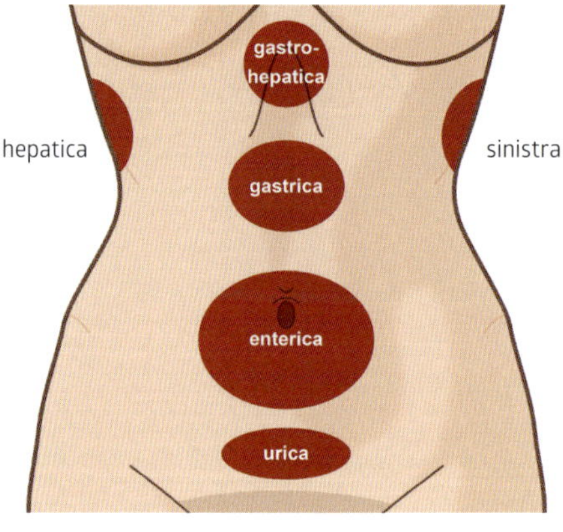

Succussionen

Radixödem

Bei chronischen Reizungszuständen bildet sich durch die Ansammlung von Fehlverdauungsgiften ein Lymphstau im Mesenterium, dem bindegewebigen Aufhängeapparat des Dünndarms. Diese Schwellung der Mesenterialwurzel erfordert Platz und kann den Darm nach unten und zur Seite verdrängen. Sie

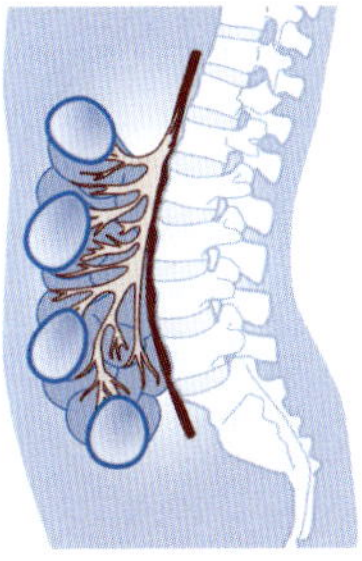

normales Mesenterium

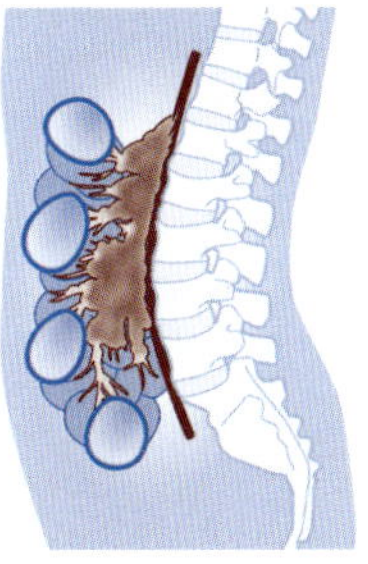

Mesenterium mit Lymphstau (Radixödem)

befindet sich im Bereich um den Nabel, ist meist gut tastbar als festes Paket, welches den Puls der Bauchschlagader weiterleitet und auf Druck schmerzt. Allerdings muss darauf geachtet werden, dass es sich bei diesem pulsierenden „Knödel" im Bauch nicht um eine Ausweitung der Bauchschlagader, Zysten der Eierstöcke oder ein großes Myom der Gebärmutter handelt. Im Zweifelsfall bringt hier eine Ultraschalluntersuchung Klarheit.

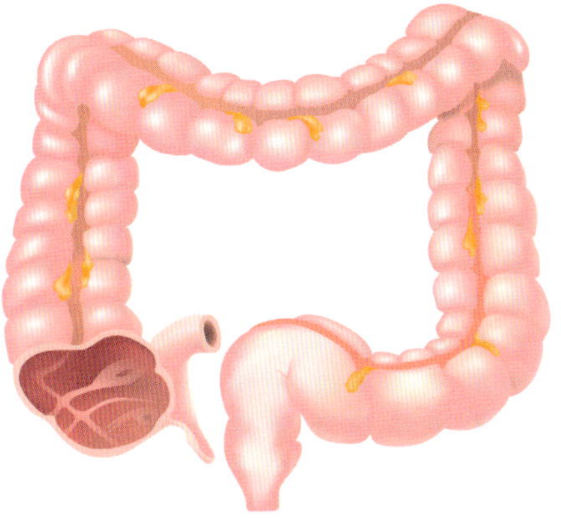

Zökum

Das Zökum nimmt eine Sonderstellung ein. Dieser Übergang vom Dünndarm in den Dickdarm wird durch ein Rückschlagventil, die Ileozökalklappe, abgedichtet, damit kein Stuhl aus dem Dickdarm in den Dünndarm zurückrinnen kann. Der Dünndarm würde den sauren Stuhl aus dem Dickdarm aufgrund seiner unterschiedlichen Flora nicht tolerieren. Die Ileozökalklappe stellt eine natürliche Engstelle dar, an der sich ein aggressiver Gärungs- oder Fäulnisstuhl stauen kann. Oder Blähungen und ein verminderter Tonus lassen dieses Rückschlagventil nicht mehr dicht schließen. In beiden Fällen werden das Zökum und das letzte Stück des Dünndarms gereizt.

Ein Ileozökalklappensyndrom mit Schmerzen im rechten Unterbauch ist entsprechend häufig zu finden. Schließlich sind 70 % der operierten Blinddärme (es wird genau genommen nur der Wurmfortsatz des Zökums herausgeschnitten) nicht entzündet und tragen dann die fragwürdige Diagnose „subakute Appendizitis", auf Deutsch: „Fehlalarm". Während einer F.X. Mayr-Therapie ist oft relativ lange ein Druckschmerz über dem Zökum auslösbar, der mittels der ärztlichen Bauchbehandlungen recht gut reduziert bis beseitigt werden kann.

Dickdarm

Ein gesunder Dickdarm ist weich, aber trotzdem gut tastbar und umgreifbar. Am besten lassen sich der aufsteigende (rechte) und absteigende (linke) Dickdarm begutachten. Einen verkrampften, oft schmerzhaften Dickdarm finden wir z. B. bei Stress, Reizdarm, Divertikulitis, Blähungen und chronischer Stuhlverstopfung. Immer, wenn der Dickdarm irritiert ist, muss nach einer möglichen Harnblasenentzündung gesucht werden. Da Darmbakterien durch die irritierte Schleimhaut leicht in die benachbarte Harnblase wandern können, ist hier ein häufiger Zusammenhang zu finden. Außerdem soll eine Eierstockentzündung ausgeschlossen werden, denn auch zwischen inneren Genitalien und Darm kann es ein unangenehmes Zusammenspiel geben.

Enddarm

In diesen letzten 20 Zentimetern unseres Darms lagern Stuhl und Darmgase am längsten und warten sehnsüchtig auf ihre Entlassung. Leider haben sie dort genügend Zeit, die Schleimhaut zu reizen. Ab und zu können daher diese Störenfriede sogar einen Schmerz des Steißbeins verursachen, der erst nach Entleerung des Enddarms verschwindet. Hier empfehlen sich als erste Hilfe Einläufe mit warmem Wasser.

Wegen dieser Irritationen ist der Enddarm der häufigste Sitz von Dickdarmkrebs, als Folge der andauernden Reizung durch abgelagerten Stuhl. Im Normalfall sollte der Stuhl gar nicht so aggressiv und der Gasdruck nicht so hoch sein, dass es zu solchen Irritationen kommt.

Anus

Als Ausdruck erhöhten und unerwünschten Gasdrucks im unteren Dickdarm kommt es häufig zu einem gesteigerten Tonus des inneren und/oder äußeren Schließmuskels, wobei diese Anspannung sich oft auf den gesamten Beckenboden ausdehnt. Diese ursprünglich zur Kontrolle gedachte Spannungserhöhung wird zum Hindernis für eine normale Stuhlentleerung, was die Entstehung von Stuhlverstopfung und Reizdarm stark fördert. Angst vor Indiskretion und Flüssigkeitsmangel unterstützen gerade bei Frauen die chronische Stuhlverstopfung.

Andererseits begünstigt ein zu schwacher Beckenboden Inkontinenz sowohl von Harn als auch von Stuhl. Wie überall ist hier die richtige Balance von Bedeutung.

Schleimsekretion mit Juckreiz und Stuhlschmieren gehören ebenso zu den Folgen dieser gestörten Verschlussfunktion und werden durch Pilzinfektionen im Darm noch gefördert.

Bei Juckreiz um den After herum gepaart mit Blähungen sollte daher immer auch an eine Infektion mit Candida gedacht werden. Eine Stuhluntersuchung auf diese Hefepilze ist leider nur bedingt aussagekräftig, da ein hochpathologischer Candida-Pilz Klebstoffe bildet, die ihn an der Darmwand ankleben und daher im ausgeschiedenen Stuhl nicht vorkommen lassen. Da die Therapie gegen Candida nicht kompliziert ist und praktisch keine unerwünschten Nebenwirkungen hat, ist eine Behandlung mit Nystatin oder Grapefruitsamen und Myrrhe immer sinnvoll, wenn die entsprechenden Symptome auftauchen.

Ein Juckreiz um den After herum kann allerdings auch durch Würmer verursacht werden. Diese Oxyuren sind nachtaktiv, wodurch der Juckreiz vor allem nachts spürbar ist. Sie können relativ leicht mittels einer Wurmkur bekämpft werden.

Hämorrhoiden sind ein typisches Zeichen für Bindegewebsschwäche. Oft haben die befallenen Patienten auch Krampfadern.

Der Enteroptose-Griff

Wie sehr ein erschlaffter bzw. überfüllter Darm die Beweglichkeit der Halswirbelsäule beeinträchtigt, zeigt diese Demonstration: Wenn der Darm angehoben wird, ist die Halswirbelsäule beweglicher und der Kopf kann in beide Richtungen weitergedreht werden. Zuerst lässt man den Patienten den Kopf nach links und rechts bewegen. Danach stellt man sich hinter den Patienten, umgreift seinen Bauch und hebt diesen hoch. Während dieser Hebung des Darmkonvolutes lässt man den Patienten nochmals den Kopf auf beide Seiten drehen. Und siehe da, die Halswirbelsäule ist nun wesentlich beweglicher.

Diagnostik mit den fünf Sinnen. Humoraldiagnostische Zeichen

All die durch Fehlverdauung entstandenen Gifte, aber auch die beim normalen Stoffwechsel im Körper anfallenden Endprodukte, müssen irgendwie den Körper wieder verlassen können. Die physiologischen Ausscheidungsorgane sind: Darm, Niere, Lunge und Haut.

Wenn die Darmschleimhaut irritiert ist, kann das sogenannte Leaky-Gut-Syndrom auftreten. Die Darmschleimhaut wird durchlässiger und ausscheidungspflichtige Substanzen werden gewissermaßen irrtümlich rückresorbiert und akkumulieren im Blut. Besonders bei Darmträgheit kann der Darm seiner Ausscheidungspflicht nicht mehr ordnungsgemäß nachkommen. Notventile müssen dieses Defizit kompensieren.

Die Folgen ihrer Ausscheidungsleistung und die Beschaffenheit der Körpersäfte und Zwischenzellsubstanz sind gut zu beobachtende humoraldiagnostische Zeichen.

Geruch

Der normale Stuhl hat einen unaufdringlichen Skatolgeruch; bei Fäulnisprozessen riecht er aasig-faulig, bei gestörter Fettverdauung ranzig, bei Gärung säuerlich.

Die Nieren sind als Ausscheidungsorgan u. a. zuständig für die Entsäuerung des Körpers. Wie schnell sich die Nahrung in der Zusammensetzung des Urins widerspiegelt, kann man leicht riechen, nachdem man z. B. Spargel genossen hat. Gärungsgifte wirken oft harntreibend und führen zu säuerlichem, hellem bis farblosen Urin. Relativ dunkler, nachdunkelnder Urin, dumpf-faulig riechend, entsteht durch Fäulnisprozesse im Darm und enthält Indikan und Alkapton.

Die Lunge ist der zweite wichtige Säureausscheider, da sie CO_2 abatmet. Dass aber alle gasförmigen Fermentationsprodukte in der Ausatemluft nachweisbar sind, riechen wir leider allzu oft. Faulige oder saure Atemluft zeugen von übler Fehlverdauung. Knoblauch und Alkoholgenuss werden durch die Atemluft verraten. Eine gestörte Nierenfunktion und Zuckerkrankheit spiegeln sich ebenfalls in deren Geruch wider. Natürlich können auch Speisereste in Zahntaschen und entzündliche Prozesse in der Mundhöhle Mundgeruch verursachen.

Wenn die Entgiftung über die natürlichen Ausscheidungsorgane des Darms, der Nieren und der Lunge nicht ausreichend erfolgt, werden vom Körper **Notventile** dazu herangezogen:

Wir wissen, dass der Schweiß bei verschiedenen Menschen unterschiedlich riecht. Ein saurer oder penetranter und übelriechender Schweiß erregt den Verdacht von bakteriellen Zersetzungsvorgängen im Magen-Darm-Trakt und ist eine absolute Indikation für die Notwendigkeit einer entgiftenden F.X. Mayr-Therapie. Natürlich tragen auch Bakterien auf der Haut zur übelriechenden Zersetzung des Schweißes bei.

Auch die Drüsen der Geschlechtsorgane müssen manchmal ihren Beitrag zu den Ausscheidungsvorgängen des Körpers leisten. Zusätzlich zu den über sie ausgeschiedenen Giften verändern Bakterien den Geruch. Hier sollte über eine eventuelle Immunschwäche im Bereich der Schleimhäute nachgedacht werden. Ständig übelriechende Geschlechtsorgane sind unter Umständen eine Indikation für eine kurzzeitige Therapie mit antibiotischen Salben. Ursächlich lässt sich dieses Problem aber nur mittels einer Entgiftungstherapie nach F.X. Mayr lösen.

Haut

„Lassen Sie mich sehen, wie es Ihnen geht." Dieser berühmte Satz F.X. Mayrs beruht auf der Aussagekraft der Haut. Die Haut ist im Bezug auf ihre Oberfläche nach dem Darm unser zweitgrößtes, nach dem Gewicht sogar unser größtes Organ. Nicht umsonst wird sie als Spiegel unserer Seele bezeichnet. Darüber hinaus erfüllt sie jedoch vor allem eine Schutzfunktion gegen die „schmutzige" Umwelt. Sie regelt die Temperatur unseres Körpers, warnt uns vor Verletzungsgefahr und stärkt durch Berührung unsere zwischenmenschlichen Gefühle.

Schon die Hautfarbe gibt Hinweise auf Vitalität, Sauerstoffversorgung und Ablagerungen. Bei genauerem Hinsehen kann man erkennen, dass die Haut manchmal eher grau, grünlich, gelblich, blass, bis hin zu bläulich wirkt. All diese Verfärbungen helfen bei der Beurteilung der gesundheitlichen Gefährdung.

Die Spannkraft der Haut wird mittels des Tonusgriffes nach F.X. Mayr überprüft. Über dem Jochbeinbogen wird die Haut mit Daumen und Zeigefinger abgehoben. Hiermit kann der Tonus der Haut gut und schnell festgestellt werden.

Eine trockene, schlaffe Haut kann viele Ursachen haben, ist jedoch immer ein Zeichen für eine Vitalitätsschwäche und einen Flüssigkeitsmangel im Gewebe. Meist ist diese Entwicklung anlagebedingt. Trotzdem wissen wir, dass Rauchen, Alkohol und übermäßige Sonnen- und Kälteexposition die Haut vorzeitig altern lassen. Psychische Faktoren wie Zorn, Angst oder Depression unterstützen eine spezifische Faltenbildung und formen dadurch den entsprechenden Gesichtsausdruck. Wir haben alle schon beobachten können, dass frisch verliebte Menschen jünger und vitaler aussehen. Da spielen zusätzlich zum Glücksgefühl noch die Hormone mit.

Die Haut ist reich an Schweiß- und Talgdrüsen. Muss der Schweiß viele Toxine und Säuren ausscheiden, entzünden sich die Schweißdrüsen. Wie schon erwähnt, sind akneähnliche Ausschläge die Folge. Rötungen und Entzündungen an schlecht belüfteten Stellen wie an den Leisten, in Bauchfalten und unter den Brüsten deuten auf einen aggressiven, meist zu sauren Schweiß hin. Durch die Entzündung ist die Abwehrkraft der Haut eingeschränkt und es können sich leichter Hautpilze ansiedeln. Der Hautarzt diagnostiziert dann zu Recht einen Hautpilz. Die ursächliche Therapie ist dann aber nicht eine Pilzsalbe, sondern die Normalisierung des Schweißes und natürlich das Vermeiden von Hautfalten, die verhindern, dass der Schweiß verdunsten kann.

Übersäuerung, verlangsamter Lymphfluss und schwaches Bindegewebe, gepaart mit hormonellen Verschiebungen und genetischen Faktoren, sind auch die Ursachen für Cellulite. Zu behaupten, dass Cellulite mit diversen teuren Salben bekämpft werden könne, ist schlichtweg eine kommerzielle Lüge. Die besten Mittel gegen Cellulite sind Bewegung, säurearme Ernährung und eine hormonelle Balance.

Schleimhaut

Entgiftung über die Schleimhaut spiegelt sich als schlechter Mundgeschmack und ausgeprägter Zungenbelag wider.

Zungenbeläge können in verschiedenen Intensitäten auftreten und von weiß über gelb, braun oder grünlich bis schwarz viele Farben zeigen. Diese Belagsfarben werden von Mundbakterien und Stoffwechselprodukten erzeugt. Da während einer F.X. Mayr-Therapie die Entgiftungsarbeit zunimmt, kann sich der Zungenbelag vorübergehend verstärken und die Zunge anschwellen. Die dabei entstehenden Zahneindrücke am Zungenrand sind Zeichen von Ver- und Entgiftung und treten gerne bei Leberbelastung auf. Ist die Zunge hingegen spiegelglatt und zeigt keinerlei Belag, kann das als allgemeine Schwäche interpretiert werden. Die Zungenschleimhaut ist hier nicht mehr fähig, sich ausreichend zu erneuern.

Auch das Zahnfleisch ist ein Spiegel des Gewebszustands und reagiert sichtbar auf Übersäuerung und einen Mangel an Vitaminen, Mineralstoffen und Spurenelementen.

Augen

Wenn die Tränenflüssigkeit zu aggressiv ist, leiden wir an einer Bindehautreizung. Eine aggressive Tränenflüssigkeit zeichnet sogenannte Tränenstraßen an den äußeren Augenwinkel. Diese bräunlichen Striche können sogar darüber Auskunft geben, auf welcher Seite der Patient schläft. Untermauert wird diese „Verdachtsdiagnose" noch durch den Tonusgriff. Jene Gesichtshälfte, auf der der Kopf nachts ruht, weist einen geringeren Tonus auf, die Haut ist also wegen der druckbedingten geringeren Durchblutung schlaffer.

Eine leichte Gelbfärbung des Augenweißes lässt Rückschlüsse auf eine Leberbelastung zu. Allerdings können auch ein angeborener Morbus Gilbert-Meulengracht oder eine rassenspezifische Besonderheit vorliegen.

Blutgefäße

Die verschiedenen Toxine beeinflussen nicht nur den Tonus des Darmes, sondern auch den der Blutgefäße. Erweiterungen kleiner Hautarterien sind ein typischer Ausdruck der Gewebserschlaffung. Bei Alkoholikern erkennen wir diese Veränderungen an Wangen und Nase.

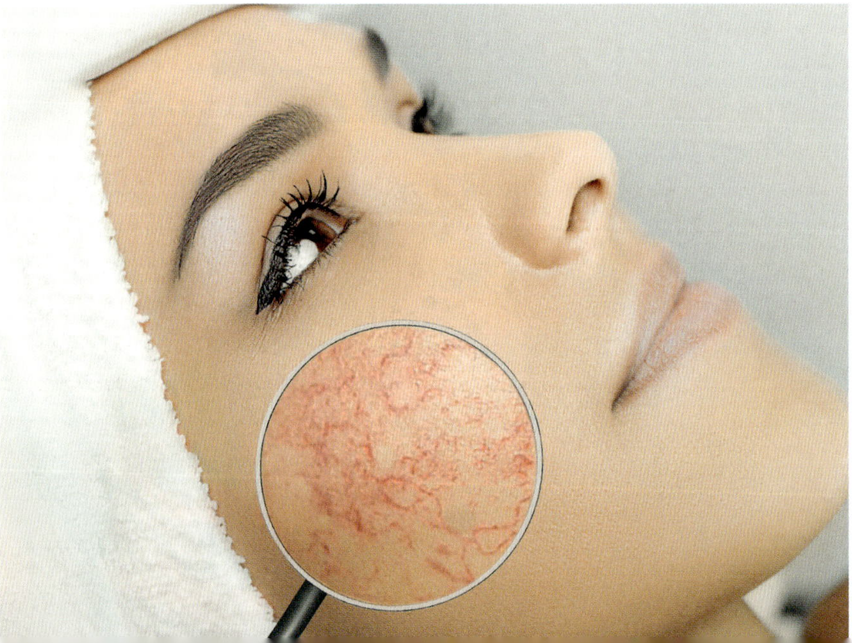

Dass diese Couperose auch durch Fruktoseintoleranz oder zu viel Rohkost und Gärungsprozesse hervorgerufen werden kann, ist weithin unbekannt. Dabei entstehen nämlich Fuselalkohole durch Gärung im Darm.

Krampfadern und Hämorrhoiden basieren auf der Erschlaffung der Venen. Natürlich spielt hier zusätzlich meist eine genetische Veranlagung mit.

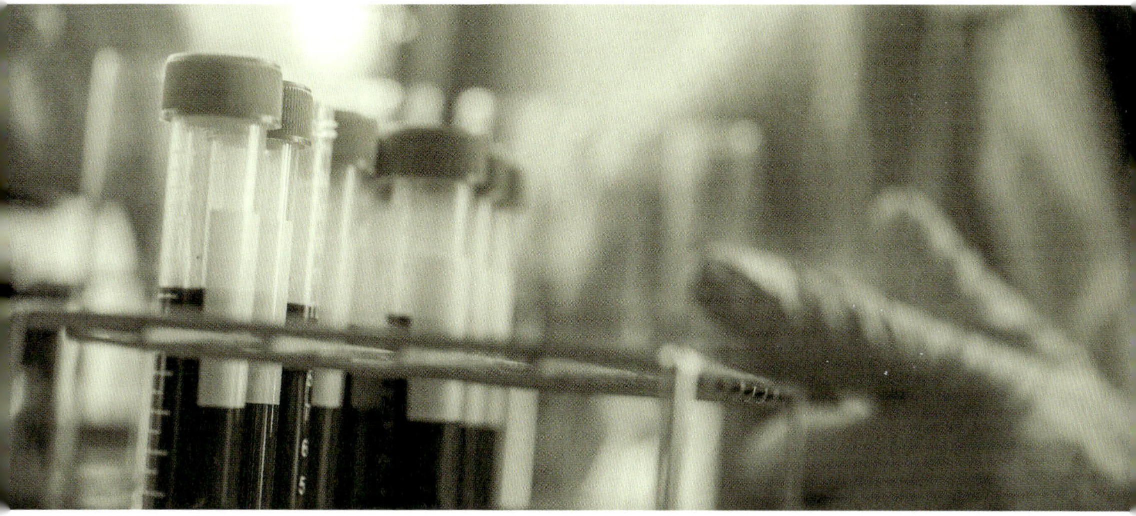

Blutlabor-Untersuchungen

Die vorteilhafte Zusammenarbeit von universitärer Medizin und Naturheilkunde zeigt sich u. a. im Wert der Blutlabor-Untersuchung. Hier sollten alle Parameter untersucht werden, die wie die ärztliche Untersuchung nach F.X. Mayr Abweichungen vom Idealzustand erkennen lassen.

Es ist immer wieder faszinierend, was man aus ein paar Millilitern Blut alles herauslesen kann. Allerdings muss man sich darüber bewusst sein, dass jede Laboruntersuchung eine Momentaufnahme ist und nur wenig über einen mittelfristigen oder gar langfristigen Gesundheitszustand verrät. Außerdem untersuchen wir in diesem Fall nur das Blut und nicht alle Körpersäfte und Gewebe. Wenn ein Stoff im Blut zu wenig vorhanden ist, muss das nicht immer zwangsläufig einen generellen Mangel bedeuten. Es ist z. B. sinnlos, Zink oder Magnesium im Blut zu untersuchen, da beides vor allem in den Zellen vorkommt. Da hilft auch eine Vollblutuntersuchung wenig, da die Blutzellen auch nicht der Ort sind, in dem sich diese Mineralstoffe vornehmlich aufhalten.

Im Folgenden werden die einzelnen Laborwerte erklärt.

Cholesterin (Gesamtcholesterin)

Dieser Wert sagt für sich allein stehend relativ wenig aus. Es kommt auf die Relation zu HDL und LDL an, ob eine Arteriosklerose-Gefahr besteht oder nicht. Erhöht wird das Cholesterin vor allem durch Stress, Bewegungsmangel, erbliche Belastung und, an letzter Stelle, tierische Fette. Da Cholesterin der Rohstoff für Stress- und Sexualhormone ist, jede Zellwand aus Cholesterin besteht und unser Gehirn große Mengen davon benötigt, kann Cholesterin als sehr wertvolle Substanz bezeichnet werden. Ein sehr niedriger Cholesterinspiegel ist also nicht unbedingt erstrebenswert! Vielmehr kommt es darauf an, wie es um die Verteilung der Untergruppen des Cholesterins bestellt ist und noch stärker darauf, ob Entzündungen und zu viele freie Radikale im Körper vorhanden sind.

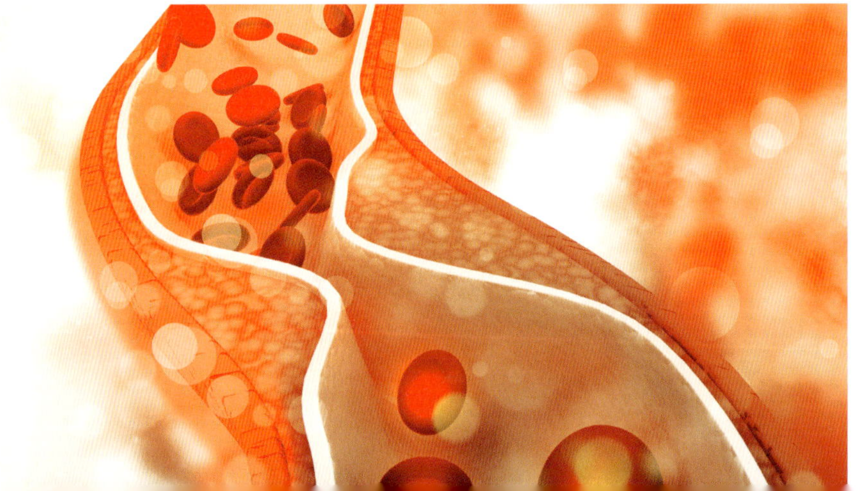

HDL (High Density Lipoprotein)

Das ist das „gute“ Cholesterin, welches die Gefäße reinigt. Der Quotient Gesamtcholesterin/HDL soll höchstens 4, der von LDL/HDL höchstens 2,5 betragen. Der HDL-Spiegel wird durch Bewegung, Olivenöl und Omega-3-Fettsäuren erhöht. Es gibt jedoch genetische Abweichungen, die genau das Gegenteil bewirken. Erst ein Gentest kann letztendlich Sicherheit bringen, ob Omega-3-Fettsäuren sich positiv auf den Cholesterinspiegel auswirken.

LDL (Low Density Lipoprotein)

Dieses ist das „schlechte“ Cholesterin, das unter anderem für Arteriosklerose (Gefäßverkalkung) verantwortlich ist. Gefährlich wird es nur, wenn es oxidiert ist. Die Oxidation wird hauptsächlich von freien Radikalen bewerkstelligt. Daher ist eine Kombination aus erhöhtem LDL und einer hohen Belastung mit freien Radikalen besonders schädlich. Bei Menschen mit bereits bekannten Herz-Kreislaufrisiken (Herzinfarkt, Angina pectoris, Zuckerkrankheit usw.) soll das LDL unter 110 mg/dl liegen. Ansonsten ist wieder das Verhältnis zum HDL entscheidend.

Quotient LDL/HDL Cholesterin

Dieses Verhältnis hat die größte Aussagekraft über die Gefährlichkeit des Cholesterins und seiner Verteilung. Der Quotient soll auf jeden Fall unter 3 liegen (besser unter 2,5). Trotzdem soll immer im Auge behalten werden, dass nur das oxidierte LDL-Cholesterin Gefäßverkalkung machen kann und das auch nur, wenn die Blutgefäße vorgeschädigt sind. Eine Ultraschalluntersuchung der Blutgefäße ist daher bei schlechten Werten immer angesagt.

Triglyceride

Triglyceride sind ebenfalls Blutfette, die Arteriosklerose fördern. Sie werden vor allem durch Fehlernährung (vor allem Süßes) und erbliche Belastung erhöht. Ein erhöhter Triglycerid-Spiegel begünstigt u. a. auch die Entstehung von Diabetes mellitus Typ II. Durch die F.X. Mayr-Therapie bzw. eine entsprechende Diätetik sinkt er fast immer stark ab.

Homocystein

Ein erhöhter Homocystein-Wert ist ein potenter Arteriosklerose-Faktor, wobei diskutiert wird, ob dieser nur eine Gefahr anzeigt, ohne selbst die Wahrscheinlichkeit einer Arteriosklerose zu beeinflussen. Der Homocystein-Spiegel wird durch einen Mangel an Folsäure, Vitamin B6 und B12 und einen entzündeten Darm erhöht. Auch Suchtkranke zeigen oft erhöhte Werte. Eine Therapie mit Folsäure, Vitamin B6 und B12 ist meist sehr effizient. Hat man eine genetische Disposition für Homocystein-Erhöhung, muss man dauerhaft diese drei Vitamine substituieren.

Lipoprotein (a)

Ist dieser Wert erhöht, besteht ein großes Arteriosklerose-Risiko. Dies ist erblich bedingt und kann nur marginal mittels Omega-3-Fettsäuren beeinflusst werden. Primär muss man bei einer Lipoprotein-Erhöhung bemüht sein, alle anderen Risikofaktoren optimal zu senken. Im Extremfall muss der Wert mittels einer besonderen Art der Blutwäsche regelmäßig gesenkt werden. Auf jeden Fall sollte jeder Mensch sein Lipoprotein (a) zumindest einmal im Leben untersuchen lassen, damit der Ausbruch einer Arteriosklerose verhindert werden kann.

Hochsensitives CRP (C-reaktives Protein)

Hierbei handelt es sich um einen sehr sensiblen Entzündungsparameter. Seine Erhöhung zeigt unspezifisch jegliche Entzündung an, die entweder im orthopädischen Bereich liegt oder bakteriell begründet ist. Eine leichte Erhöhung bzw. ein Wert nahe dem oberen Grenzbereich stellt ein Arteriosklerose-Risiko dar, da eine hiermit festgestellte Mikroentzündung die Arterienwände schädigen kann. Auch Krebs basiert in der Regel auf leichten Entzündungen *(silent inflammation)*. Daher soll das hochsensitive CRP immer bestimmt werden.

Fibrinogen

Fibrinogen spielt eine Rolle bei der Blutgerinnung. Seine Erhöhung birgt ein Thromboserisiko und beschleunigt den Verschluss von Blutgefäßen bei einer

Arteriosklerose. Ursache dafür sind meistens Entzündungen und Verletzungen, aber auch Tumoren. Auch ein zu hoher Eiweißkonsum kann zu erhöhten Werten beitragen.

Gesamteiweiß

Wenn wir zu viel Eiweiß zu uns nehmen und/oder zu wenig trinken, ist dieser Wert erhöht. Eiweiß ist ein guter Klebstoff und kann die roten Blutkörperchen zusammenkleben. Diese „Geldrollen" aus zusammengeklebten roten Blutkörperchen verstopfen dann die kleinen Blutgefäße und es kommt zu Mikroerstickungen des Gewebes durch Sauerstoffmangel. Damit ist der Weg zu Herzinfarkt und Hirnschlag geebnet. Zur Senkung des Gesamteiweißes soll man mehr trinken und weniger Fleischwaren essen.

Andererseits kann man bei Veganern öfters einen Eiweißmangel beobachten, zumal es schwierig ist, allein mittels veganer Lebensmittel alle lebensnotwendigen Aminosäuren zu erhalten. Und Menschen mit Essstörungen wie Anorexia nervosa neigen teils zu lebensbedrohlichem Eiweißmangel.

Ferritin

Ferritin ist ein Trägereiweiß für Eisen. Wenn der Spiegel zu niedrig ist, weist dies auf einen Eisenmangel hin. Frauen mit starker Monatsblutung und Veganer neigen dazu. Da das Serum-Eisen als solches nichts darüber aussagt, ob sich genügend Eisen im Blut befindet, muss der Ferritin-Wert bestimmt werden. Eine Erhöhung desselben stellt ein Schlaganfallrisiko dar. Ursache dafür sind Entzündungen, Leberbelastung und eine erbliche Disposition im Sinne einer Hämochromatose. Die beste Therapie dagegen ist eine isovolämische Hämodilution (Aderlass mit Infusion).

25-OH-Vitamin D

Dieses Vitamin wurde früher völlig unterschätzt und primär lediglich für den Knochenaufbau als wichtig erachtet. Sein Mangel ist häufig, da Vitamin D durch UV-Licht aktiviert wird und viele von uns in unserem Alltag die Haut zu wenig der Sonne aussetzen. Ein Vitamin-D-Mangel ist neben Osteoporose auch für Arteriosklerose, Bluthochdruck, Herzinfarkt, Krebs und chronische Entzündungen verantwortlich. Seine Untersuchung sollte wie Cholesterin zu einer Routinekontrolle gehören. Erfreulich ist, dass sein Mangel durch Vitamin-D-Tabletten und Sonnenexposition leicht behebbar ist.

Nüchtern-Blutzucker

Die Bestimmung des Nüchtern-Blutzucker-Wertes gehört zum Routine-Labortest. Leider sind besonders Frauen dazu fähig, den Nüchtern-Zucker im Blut nach 12 Stunden ohne Nahrungsaufnahme auch dann niedrig zu halten, wenn sie bereits zuckerkrank sind. Somit wird bei Frauen eine Zuckerkrankheit oft übersehen. Bei entsprechendem Verdacht muss daher ein Zuckerbelastungstest gemacht werden.

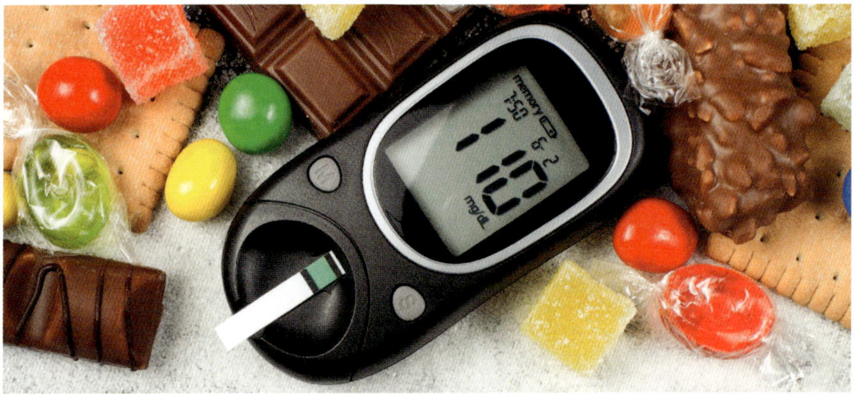

Oraler Glucose-Toleranztest (Zuckerbelastungstest)

Mit diesem Test kann man eine versteckte Zuckerkrankheit entdecken. Nach einer standardisierten Methodik wird untersucht, wie schnell der Blutzuckerspiegel nach der Einnahme von Zucker in Form eines Glukosesirups wieder absinkt. Somit lässt sich eine beginnende Zuckerkrankheit bereits dann entdecken, wenn die normale Blutuntersuchung noch unauffällig ist.

C-Peptid

Auch mithilfe dieses Werts kann eine Aussage getroffen werden, ob eventuell mehr Insulin gebildet werden muss, um den Blutzucker im Zaum zu halten. Bei einer Insulinresistenz kann das C-Peptid erhöht sein.

Adiponektin

Dieser Wert ist bei einer Insulinresistenz erniedrigt.

HOMA-Index

Der HOMA-Test ist eigentlich die verlässlichste Untersuchung im Bezug auf eine Insulinresistenz. Hierfür wird der Insulinspiegel in Relation zum Nüchtern-Blutzucker gesetzt.

Bilirubin

Hierbei handelt es sich um den Gallenfarbstoff. Dieser ist erhöht, wenn die Leber entzündet ist (Hepatitis), die Galle nicht abfließen kann (Verschluss des Gallenganges) oder mehr rote Blutkörperchen zerstört bzw. abgebaut werden (z. B. bei starkem Bluterguss). Die häufigste Ursache für eine Bilirubin-Erhöhung ist der angeborene und völlig harmlose Morbus Gilbert Meulengracht. Hierbei wird das Bilirubin nicht so leicht über den Urin ausgeschieden, da es nicht wasserlöslich gemacht werden kann.

Direktes Bilirubin

Dieses wird automatisch bei erhöhtem Gesamtbilirubin mitbestimmt. Wenn es trotzdem relativ niedrig ist, beweist es einen Morbus Gilbert Meulengracht.

GOT (ASAT)

Dieser Leberwert ist bei Leberproblemen, besonders bei Hepatitis, erhöht. Wenn er zu Beginn normal war, kann er durch die Entgiftungsarbeit der Leber während einer F.X. Mayr-Therapie ansteigen. Danach fällt er wieder zum Normalmaß ab. Wenn der GOT-Wert hoch bleibt, muss die Leber genauer untersucht werden.

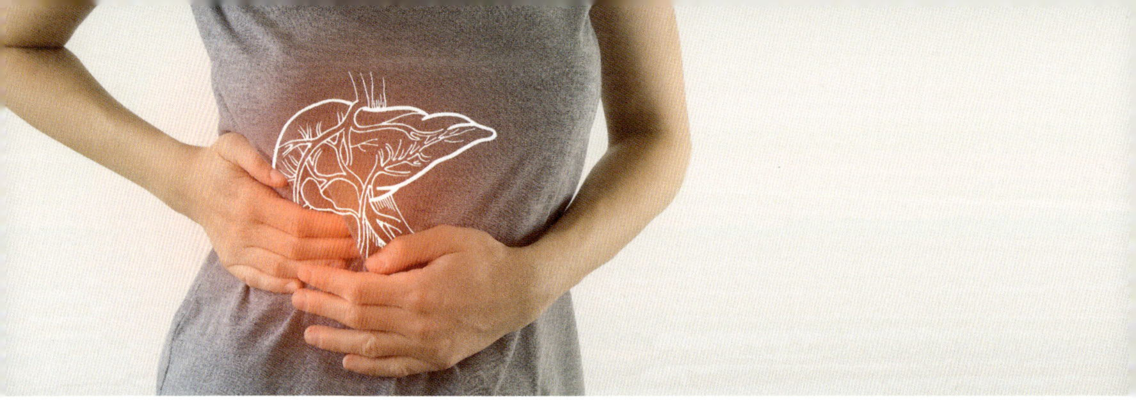

GPT (ALAT)

Hier gilt das gleiche wie beim GOT. Der GPT-Wert kann aber auch bei starker körperlicher Anstrengung erhöht sein.

Seit April 2003 ist die Toleranzgrenze für **die Werte GOT, GPT** und **Gamma GT** im Vergleich zu vorher ca. doppelt so hoch. Das erklärt sich durch eine neue Messmethode. Daher sind die Werte von vor Anfang 2003 und heute nicht direkt vergleichbar!

Gamma GT

Dieser Leberwert ist meist bei übermäßigem Alkoholkonsum, bei einer Fettleber oder nach einer Hepatitis erhöht. Er sinkt während einer F.X. Mayr-Therapie normalerweise verlässlich ab.

Cholinesterase

Dieser Leberwert zeigt an, ob die Leber noch ausreichend arbeiten kann. Bei Leberzirrhose oder anderen Einschränkungen der Leberleistung ist er erniedrigt.

Alkalische Phosphatase

Dieser Wert ist erhöht bei Erkrankungen der Leber, Gallengänge, Bauchspeicheldrüse, Schilddrüse und bei vermehrtem Knochenabbau.

Hepatitis Antikörper- und Antigen-Test

Wenn der Verdacht auf eine Leberentzündung besteht, muss eruiert werden, ob und welche Art von Hepatitis vorliegt. Hierbei nimmt die Hepatitis C eine Sonderstellung ein, da sie meist stumm ohne Symptome verläuft und es eine hohe Dunkelziffer an Infizierten gibt. Wie aus heiterem Himmel können dann plötzlich eine schwere Leberentzündung, eine Leberzirrhose oder gar Leberkrebs ausbrechen. Da Hepatitis B und C auch sexuell übertragen werden können, muss man nicht unbedingt eine Bluttransfusion oder unreine Spritze bekommen haben, um sich diese fatale Erkrankung einzufangen. Hepatitis A ist vergleichsweise ungefährlicher, verläuft im Kindesalter meist völlig unspektakulär und danach ist man immun. Südlich von Neapel werden fast alle Kinder einmal damit infiziert. Maximal hat man danach immer leicht erhöhte Leberwerte oder eine leicht vergrößerte Leber. Im Erwachsenenalter kann Hepatitis A schon fulminanter wirken und mehr Schaden anrichten. Übertragen wird sie durch verunreinigte Lebensmittel. Daher sollte man sich vor Reisen in Länder mit höherer Infektionsgefahr impfen lassen.

Wenn also die Leberwerte unerklärlich hoch sind, sollte auch nach Hepatitis A, B und C gefahndet werden.

Immunsystemcheck

Leukozyten

Leukozyten sind die weißen Blutkörperchen. Sie sind Teile unseres Immunsystems. Ihre Erhöhung zeigt eine Entzündung, ihre Erniedrigung eine Immunschwäche an. Bei einer Erniedrigung sollte man einen genaueren zellulären Immunstatus machen, der die Untergruppen der Lymphozyten analysiert. Besonderes Augenmerk soll dabei auf die Helpercell-Suppressorcell-Ratio und die absolute T-Lymphozytenzahl gelegt werden.

Monozyten

Eine Erhöhung der Monozyten deutet auf einen verstärkten Entgiftungsprozess durch die Leukozyten hin. Während einer F.X. Mayr-Therapie dürfen daher die Monozyten etwas erhöht sein. Abgesehen davon ist dieser Wert bei vielen Infektionen zu hoch.

Neutrophile Granulozyten

Diese sind besonders in der Anfangsphase bakterieller Entzündungen erhöht.

Erniedrigt sind sie bei Virusinfektionen, schweren chronischen Infektionen, Autoimmunerkrankungen, Knochenmarkstumoren und bei Einnahme mancher Medikamente.

Eosinophile Granulozyten

Sie sind erhöht bei Allergien, Parasitenbefall, giftigen Insektenstichen, Hauterkrankungen (Neurodermitis, Psoriasis), körperlichem Stress, Rheuma und diversen Medikamenten. Erniedrigt sind sie bei emotionalem Stress, Verletzungen, akuten Infekten oder Hormontherapien.

Neben diesen, im normalen, großen Blutbild enthaltenen Bestimmungen, kann noch der erweiterte zelluläre Immunstatus erhoben werden.

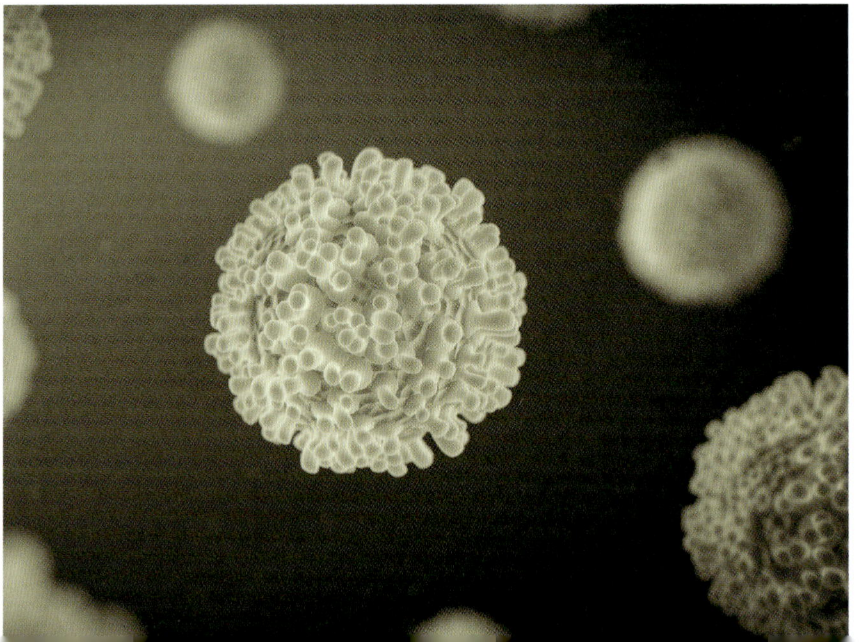

Zellulärer Immunstatus

Hier ist vor allem die Helpercell-Suppressorcell-Ratio (auch CD4/CD8 Ratio genannt) interessant. Ist sie erhöht, deutet das auf eine überschießende Aktivität des Immunsystems hin wie z. B. bei einer Autoimmunerkrankung. Hier dürfen dann auf keinen Fall immunstärkende Therapien verabreicht werden. Eine erniedrigte CD4/CD8 Ratio deutet auf ein geschwächtes Immunsystem hin und fördert somit die Infektanfälligkeit. Auch die absolute T-Lymphozyten-Zahl ist ein wichtiger Wert für die Beurteilung der Immunabwehrkraft. Nach einer Chemotherapie wird leider meist nur die Leukozyten-Zahl ermittelt, um festzustellen, ob mit ihr fortgefahren werden darf, obwohl die T-Lymphozyten-Zahl bedeutend wäre.

Man sieht also, wie wichtig diese Untersuchung zur Steuerung von immunmodulierenden Therapien ist.

Zink, Selen und weitere Spurenelemente

Sie sind alle u. a. auch für das Immunsystem sehr wichtig. Allerdings ist ihre Bestimmung schwierig, da sie im Blut meist nicht in repräsentativer Dosis vorkommen. Das Vollblut gibt uns hier schon mehr Aufschluss. Am besten wäre eine Haaranalyse, wenn unsere Haare nicht tagtäglich von den raffiniertesten Chemikalien traktiert werden würden. Außerdem wächst ein Haar pro Monat im Durchschnitt einen Zentimeter, womit das Ergebnis der Analyse einen Querschnitt durch mehrere Monate ergibt und den Ist-Zustand nicht wiedergeben kann. Eine Speichelanalyse gibt hier schon eine verlässlichere Auskunft. Leider gibt es bis jetzt nur wenige Labors, die eine Speichelprobe analysieren können.

Krebslabor

Die meisten Tumormarker geben leider keine verlässliche Auskunft über das Vorliegen einer Krebserkrankung. Sie sind oft auch bei entzündlichen Prozessen erhöht und eignen sich im besten Fall zur Verlaufskontrolle nach einer Krebsoperation oder während einer Therapie.

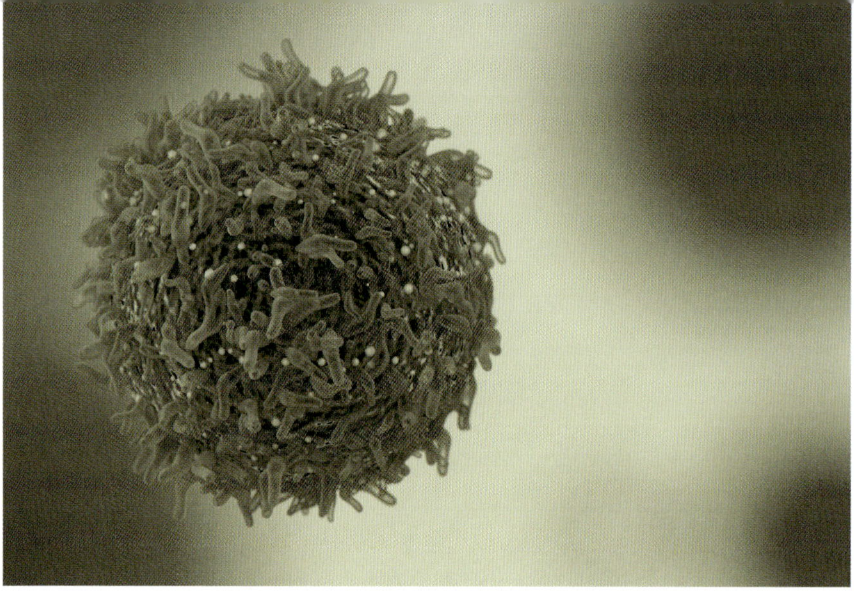

Lediglich das **PSA** hat eine relativ verlässliche Aussagekraft. Es ist der Marker für Prostatakrebs. Eine Prostatitis kann aber auch eine Erhöhung dieses Werts verursachen.

Im Stuhl können das **Alpha 1 Antitrypsin** und **Calprotectin** bestimmt werden. Sie sind sehr sensible Entzündungsparameter. Und eine chronische Darmentzündung erhöht das Krebsrisiko enorm.

Ein **Stuhltest auf Hämoglobin oder Haptoglobin** gehört zu jeder Routineuntersuchung, da Blut im Stuhl ein Alarmsignal ist und neben Hämorrhoiden, Darmentzündungen und gutartigen Adenomen auch Darmkrebs anzeigen kann.

Bei der **EDIM Methode mit Bluttest auf Apo10** und **TKTL1** handelt es sich um eine völlig neue Testmethode, die Tumoren mittels eines Bluttests entdecken kann. Das Besondere daran ist, das diese Tumormarker, im Gegensatz zu allen anderen, nicht auf Entzündungen reagieren und somit keine falsch positiven Ergebnisse liefern. Außerdem lassen sich gutartige Tumoren von bösartigen unterscheiden. Eindeutig wissenschaftlich anerkannt ist diese Untersuchung jedoch noch nicht.

Hormone

TSH

TSH ist jenes Hormon, welches die Tätigkeit der Schilddrüse anregt. Seine Erhöhung zeigt eine Unterfunktion, seine Erniedrigung eine Überfunktion der

Schilddrüse an. Falls Schilddrüsenhormone eingenommen werden, darf das TSH erniedrigt sein.

Der erlaubte Höchstwert liegt bei 2,5 mU/l und darf im Alter etwas höher sein. Einige Labors geben noch einen erlaubten Referenzwert von bis zu 4,5 mU/l an. Die Ergebnisse vieler neuer Studien zeigen jedoch, dass bei Werten, die höher als 2,5 mU/l sind, eventuell bereits eine Schilddrüsenunterfunktion vorliegen kann. Bei Werten zwischen 2,5 und 4,5 muss die Klinik, also das Erscheinungsbild des Patienten und dessen Beschwerden, berücksichtigt werden, um zu entscheiden, ob therapeutisch vorgegangen werden soll oder nicht. Ist z. B. ein Patient mit einem TSH-Wert von 3,9 mU/l normalgewichtig oder gar sehr schlank, hat keine Wassereinlagerungen und leidet nicht unter unerklärlicher Müdigkeit, dann kann dieser Wert ignoriert werden. Leidet er aber z. B. unter Müdigkeit, Antriebslosigkeit, Ödemen und Neigung zu Gewichtszunahme, dann sollen Schilddrüsen-Antikörper bestimmt werden, um zu sehen, ob eine Autoimmunerkrankung vorliegt. Die häufigste ist die Hashimoto-Thyreoiditis, eine Autoimmunerkrankung, die u. a. durch zu viel jodiertes Kochsalz entstehen kann. Zur verlässlichen Diagnose einer Hashimoto-Thyreoiditis sind eine Ultraschalluntersuchung der Schilddrüse und die Bestimmung spezieller Antikörper (Anti-TPO) notwendig.

Cortisol

Corisol ist ein Stresshormon, das bei Stressbelastung erhöht ist. Es kann aber auch bei Erkrankungen der Nebennieren verändert sein. Die stressbedingte Cortisol-Erhöhung ist eine der Ursachen für Gewichtszunahme. Eine verlässliche Bestimmung der Cortisol-Produktion ist nur mittels Speicheltest oder 24-Stunden-Harn möglich.

DHEA (Dehydroepiandrosteron)

Dieses Hormon ist die Vorstufe der Sexualhormone und unterstützt die Hirnleistung. Es ist vor allem bei Stress erniedrigt. Dies bedingt Müdigkeit, Lustlosigkeit, Schwächegefühl, Konzentrations- und Merkfähigkeitsstörungen und Libidoverlust. Außerdem wird der Muskelaufbau verlangsamt. Die schnellste

Therapie gegen eine Erniedrigung ist die Substitution. DHEA wird aus der Yamswurzel gewonnen und ist hervorragend bioverfügbar. Dabei muss man aber bedenken, dass das einfache Yamswurzelextrakt, welches auf dem Markt als Nahrungsergänzungsmittel frei verkäuflich ist, nicht in Sexualhormone umgewandelt werden kann und somit zu deren Erhöhung nicht geeignet ist.

Bei Frauen wird das DHEA vorwiegend in Testosteron umgewandelt. Es unterstützt somit den Muskelaufbau, Fettabbau und stärkt die allgemeine Antriebskraft und Libido. Bei Männern wird DHEA vorwiegend in Östradiol umgewandelt, was der Erektion zugutekommt.

Östradiol (E 2)

Östradioal ist das klassische weibliche Sexualhormon. Neben seiner Wirkung auf die weiblichen Sexualorgane und die Brustdrüsen schützt es vor Arteriosklerose, Osteoporose und Schnarchen. Wenn es bei der Frau unter 5 pg/ml gesunken ist, soll es unter Umständen substituiert werden. Insgesamt kommt man aber von der routinemäßigen Verabreichung von Östrogen ab. Zur Substitution eignen sich auch Sojaprodukte, Leinöl und Rotklee. Diese Phytoöstrogene wirken wesentlich schwächer als tierische oder synthetische Östrogene. Bei einem massiven Östrogenmangel helfen sie trotzdem, den Mangel wenigstens etwas auszugleichen. Bei erhöhtem Östrogenspiegel oder einer z. B. wegen Brustkrebs erwünschten Verringerung des Östrogens reduzieren die Phytoöstrogene die Wirkung des körpereigenen Östradiols durch Blockierung der entsprechenden Rezeptoren.

Östron (E 1)

Nach der Menopause produzieren Frauen oft mehr Östron als Östrogen. Ist dann z. B. der Östradiol-Spiegel sehr niedrig und der Östron-Spiegel ausreichend hoch, besteht kein Östrogenmangel. Es soll daher bei jeder Frau im Klimakterium neben Östradiol auch Östron bestimmt werden. Östrogen ist ein Blutgefäß-Schutz, Schnarch-Schutz, Knochen-Schutz und verbessert die Elastizität des Bindegewebes. Allerdings begünstigt es Wassereinlagerungen, Krampfadern und die typisch weiblichen Fettpolster.

Progesteron

Progesteron wird während der Schwangerschaft vermehrt gebildet. Es garantiert eine Elastizität des Gewebes und mehr Vitalität. Doch auch ohne Schwangerschaft verleiht es der Frau eine straffere Haut, mehr Vitalität, und langsameres Altern durch Hemmung von Enzymen, die das Gewebe abbauen. Ein Progesteron-Mangel wird häufig zu wenig beachtet. Zur Substitution empfiehlt sich das natürliche, bioidente Progesteron, praktischerweise als Gel zur Aufnahme über die Haut.

Testosteron

Testosteron ist das klassische männliche Sexualhormon. Es ist für Antriebslust, aber auch für ein erhöhtes Aggressionspotential verantwortlich. Bei Frauen bewirkt ein zu hoher Testosteronspiegel Bartwuchs und Akne, ein zu niedriges Testosteron Libidomangel, Muskelschwäche und Antriebslosigkeit. Bei beiden Geschlechtern erhöht es Libido, Muskelaufbau und Tatendrang.

LH und FSH

Diese Hormone sind für die die Steuerung der Produktion von Sexualhormonen zuständig. Sie sind erhöht, wenn die Hormondrüsen nicht mehr genügend Sexualhormone bilden können. Somit zeigen sie die Menopause an.

Erniedrigt sind sie bei der Einnahme der Pille, bei Leberzirrhose oder bei seltenen anderen Störungen.

Prolaktin

Dieser Wert ist vor allem bei einem Prolaktinom (einem relativ gutartigen Hirntumor), bei Niereninsuffizienz, Schilddrüsenunterfunktion und hoher Hormonsubstitution, aber auch bei Stressbelastung erhöht. Dies unterdrückt die Sexualhormonbildung und verringert Libido und Fruchtbarkeit.

IGF 1

Der IGF 1 ist ein Wachstumsfaktor. Ist er erhöht, kann eine Hormonsubstitution eventuell leichter einen Tumor verursachen (z. B. Brustkrebs). Dafür verfügt der Körper über ein effizienteres Reparaturvermögen, es werden z. B. nach einem Blutgefäßverschluss schneller Umgehungskreisläufe gebildet. Ist der IGF 1 erniedrigt, fällt es dem Körper schwerer, Fett ab-, Muskeln aufzubauen und Heilungsprozesse einzuleiten.

Nahrungsmittelintoleranz-Test vom IgG und IgG4 Typ

Die Untersuchung auf Nahrungsmittelintoleranzen hat einen Hype erlebt, der teilweise auf der Hoffnung basierte, damit endlich die Ursache für diverse unklare Beschwerden finden zu können. Leider erfüllt diese Untersuchung die in sie ursprünglich gesetzten Erwartungen kaum. Trotzdem kann es sinnvoll sein, sie zu machen. Es wird hierbei die Immunreaktion auf eine große Anzahl von Nahrungsmitteln untersucht. Zum Schrecken der Patienten zeigen sich bei diesem Test häufig Intoleranzen gerade gegen jene Nahrungsmittel, die häufig konsumiert wurden. Das muss auch so sein, da das Immunsystem nur auf gegessene Nahrungsmittel reagieren kann. Es ist sehr wichtig zu wissen, dass es sich hier nicht um echte Allergien handelt, sondern um eine Immunreaktion auf meist nicht fertig verdaute Nahrungsmittelmoleküle, die durch eine grobmaschigere, undichte Darmschleimhaut quasi illegal aufgenommen wurden. Ursache für diese Ergebnisse ist also immer ein Leaky-Gut-Syndrom. Das bedeutet aber auch, dass die Therapie immer die Behandlung dieses Syndroms ist und nicht primär das Vermeiden der angeführten Nahrungsmittel. Werden ohne Therapie die Nahrungsmittel einfach weggelassen, ergibt die nächste Laboruntersuchung eine Intoleranz gegen die nun gegessenen Nahrungsmittel. Natürlich entlastet die Vermeidung der unverträglichen Nahrungsmittel kurzfristig das Immunsystem und kann eine entsprechende Erleichterung bringen. Therapie ist das aber keine.

Interessant ist so eine Untersuchung vor allem im Anschluss an eine Therapie nach F.X. Mayr, da sie anzeigt, ob die Darmschleimhaut wieder dicht ist oder ob weiterführende Therapien bzw. eine entsprechende Schondiät noch länger eingehalten werden sollen. Oft existieren vorher gefundene Intoleranzen schlicht nicht mehr!

Molekulargenetische Stuhluntersuchung

Wie schon eingangs beschrieben, tut sich auf dem Gebiet der Mikrobiom-Forschung viel. Erstmals können auch jene Bakterien bestimmt werden, die bereits tot sind, wenn sie den Körper über den Stuhl verlassen, da sie Sauerstoff nicht vertragen. Diese sogenannten Anaerobier stellen immerhin 99 % aller unserer 100 Billionen Darmkeime dar. Entwicklungsgeschichtlich hat das etwas mit der Uratmosphäre unseres Planeten zu tun, die ebenfalls keinen Sauerstoff enthielt, sondern, so wie im Darm, aus Methan bestand.

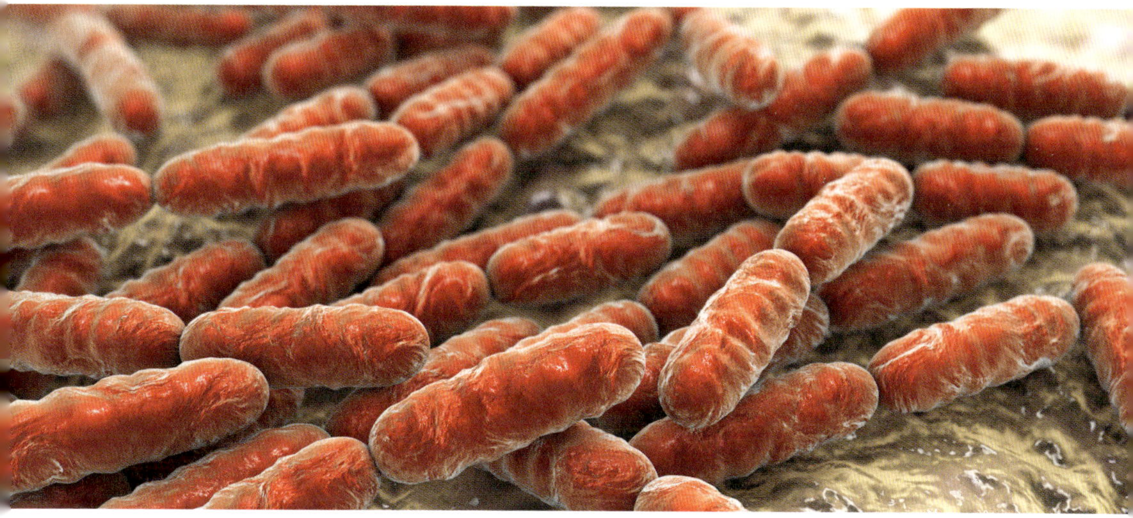

Hier eine kurze Übersicht über die wichtigsten Darmbakterien, die bei einer solchen Stuhluntersuchung angegeben werden:

Folgendes Duo ist fast immer vermindert vorhanden, wenn ein Reizdarm bzw. eine Darmentzündung vorliegen: Akkermansia muciniphila und Faecalibacterium prausnitzii.

Der **Akkermansia muciniphila** reproduziert und regeneriert den Schleim der Darmschleimhaut und füttert das Faecalibacterium prausnitzii. Der

Schleim auf der Darmschleimhaut ist immens wichtig zur Abdichtung des Darms. Er ist eine Barriere zwischen dem den Stuhl transportierenden Darmrohr und dem sauberen Körperinneren. Er verhindert auch das Eindringen von Darmbakterien in die Darmwand und das Blut. Ist das Bakterium Akkermansia muciniphila vermindert (und das finden wir bei fast allen Darmirritationen und Darmentzündungen), treibt der nun an der Darmwand klebende Stuhl sein entzündendes Unwesen, und Darmbakterien können in das Körperinnere eindringen. Der nun klebende Stuhl verweilt länger als erlaubt im Darm und kann vermehrt faulen oder vergären.

Und wovon ernährt sich unser geliebter Akkermansia? Unter anderem von Speichel! Wenn wir nun unsere Nahrung wie ein Haifisch hinunterschlingen und kaum Speichel produzieren, verhungert der Keim und es fehlt uns an schützendem Darmschleim. Langsames Essen und gründliches Kauen und Einspeicheln ist also nicht nur eine direkte Verdauungshilfe, sondern verhindert auch Darmentzündungen über die Fütterung des Akkermansia muciniphila mit Speichel. Unterstützt wird die Wiederaufzucht dieses Keims durch Gabe von Akazienfaserpulver.

Das nicht so appetitlich klingende **Faecalibacterium prausnitzii** ist der wichtigste Butyrat-Bildner. Es bildet Buttersäure, die unsere Darmschleimhautzellen ernährt. Ist es vermindert, äußert das sich meist durch einen erhöhten pH-Wert des Stuhls, also einen basischen Stuhl. Dieser ist die Grundlage für Fäulnis. Und Fäulnis ist höchst gefährlich, da hier potente Gifte gebildet werden, die sogar Krebs erzeugen können. Neben Phenolen, Indol und biogenen Aminen wird auch das Leichengift Kadaverin produziert, aber das hat erst nach unserem Tod eine Berechtigung in unserem Körper. All diese Gifte machen uns müde, leistungsschwach und eventuell sogar richtig krank. Es gibt Untersuchungen, die den Verdacht bestärken, dass ein Mangel an Faecalibacterium prausnitzii sogar Morbus Alzheimer begünstigen kann. Und vor dem fürchten wir uns doch alle ganz besonders!

Prevotella copri ist ein Bakterium, das Rheuma erzeugen kann. Ist es vermehrt, besteht die Gefahr, rheumatoide Arthritis zu bekommen. Und die ist nicht nur schmerzhaft, sondern zerstört auch die Gelenke.

Oxalobacter formigenes frisst Oxalsäure. Ist es vermindert, besteht die Gefahr, Nierensteine zu bekommen, die meist aus Oxalsäure bestehen.

Clostridien sind sehr entzündungsfreudige Bakterien. Neben chronisch entzündlichen Darmerkrankungen wie Morbus Crohn und Colitis ulcerosa können sie sogar Autismus begünstigen. Sind sie vermehrt, müssen sie mit allen Mitteln bekämpft werden. Antibiotika waren früher die Mittel der ersten Wahl. Heute hat man große Erfolge mit Stuhltransplantationen. Hier wird der Stuhl eines gesunden Menschen in den Darm der Erkrankten eingebracht, meist mittels Magensonde.

Auch gewisse **Bacteroides-Stämme** können Autismus begünstigen.

Fusobacterium nucleatum und **Bacteroides fragilis** sind äußerst krebserregende Bakterien!

Firmicutes und **Proteobacteria** begünstigen Herz-Kreislauf-Erkrankungen, da sie die Entstehung von entzündungsfördernden Substanzen unterstützen, welche Arteriosklerose fördern.

Firmicutes sind fähig, aus Zellulose verdaubaren Zucker zu machen. Das heißt, dass etwa ein kalorienarmer Salat plötzlich zur Sachertorte mutiert. Alle Übergewichtigen, die scheinbar grundlos an Gewicht zunehmen, sollten überprüfen lassen, ob nicht zu viele Firmicuten in ihrem Darm wohnen.

Es gibt es noch viele andere Darmbakterien, aber es würde den Rahmen dieses Buches sprengen, sie zu beschreiben. Hier soll nur gezeigt werden, wie wichtig eine gesunde Balance der Darmbakterienbesiedelung für ein gesundes und vitales Leben ist. Die frohe Botschaft lautet wiederum: Eine Therapie nach F.X. Mayr kann das Mikrobiom gesund regulieren.

Untersuchungen haben gezeigt, dass eine Therapie nach F.X. Mayr die Darmflora positiv beeinflusst. Eine Stuhluntersuchung im Anschluss an eine Mayr-Therapie macht diesen Erfolg klar ersichtlich. Wird diese vorher durchgeführt, kann man die F.X. Mayr-Therapie natürlich noch individueller und effizienter gestalten. Wenn pathologische Verhältnisse vorherrschen, kann mit diversen Probiotika und Präbiotika eine Darmflora-Regeneration unterstützt und somit eine Besserung bewirkt werden.

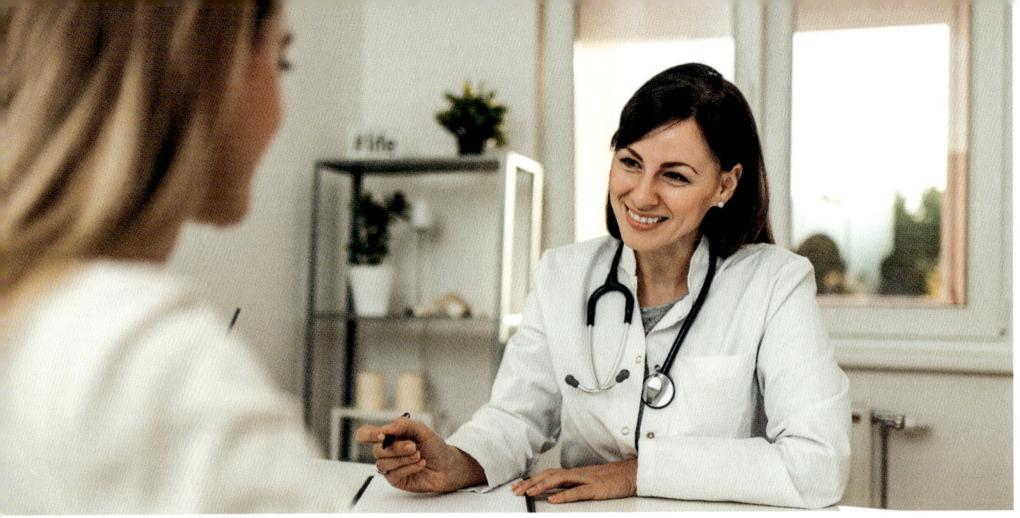

DIE ANAMNESEERHEBUNG: WENN ÄRZTLICHE EMPATHIE ENTSCHEIDEND IST

Die F.X. Mayr-Medizin ist spezialisiert auf Vorsorgemedizin und die Behandlung chronischer Beschwerden, die oft in der Klinik nicht als Krankheit bezeichnet werden, aber Vorstufen zu manifesten Krankheiten darstellen können. Daher werden alle Beschwerden sehr ernst genommen.

Dem Mayr-Arzt geht es oft so, dass ihm Patienten gegenübersitzen, die auf die Frage, welche Beschwerden sie haben, antworten: „Mir fehlt nichts, ich bin gesund und möchte nur etwas Gewicht abnehmen und fit bleiben." Erst, wenn der Arzt konkrete Fragen stellt, zeigt sich, dass doch so einige Probleme bestehen, an die sich die Patienten einfach gewöhnt haben. Ihr Anspruch, nicht zu jammern und immer funktionieren zu müssen, lässt sie diverse Beeinträchtigungen ihres Wohlbefindens als gegeben und scheinbar unbeeinflussbar hinnehmen. Zu dieser Haltung trägt auch oft ein gewisses Desinteresse mancher Kassenärzte bei, die nicht die zeitliche Möglichkeit haben, sich langwierig und intensiv mit scheinbar belanglosen „Wehwehchen" auseinanderzusetzen. Gerade diese „Wehwehchen" sind es aber, die Hinweise auf Funktionsstörungen und das Herannahen von echten Krankheiten geben.

Ein weiteres Phänomen ist die Gewöhnung an vergangene Krankheiten und Operationen, sodass diese oft nicht von selbst erwähnt werden. Erst die dezidierte Nachfrage weckt die Erinnerung an eine Blinddarmoperation, Gebärmutterentfernung oder gar einen Herzinfarkt.

ES EMPFIEHLT SICH DAHER, SICH AUCH EINMAL SELBST ZU ABWEICHUNGEN VOM OPTIMALEN GESUNDHEITSZUSTAND ZU BEFRAGEN:

- O Kopfschmerzen? (Wann, wo, wie, wie oft? Was ist der Auslöser?)
- O Verstopfte Nase?
- O Schnarchen, Schlafapnoe-Verdacht?
- O Oft Herpes oder Aphten?
- O Zahnschmerzen?
- O Zahnfleischbluten?
- O Mundgeruch?
- O Mundgeschmack?
- O Nackenverspannung?
- O Schulterschmerzen? (Auf welcher Seite?)
- O Kurzatmigkeit?
- O Herzbeschwerden?
- O Stechen in der Brust?
  (Wo genau? Löst Druck den Schmerz aus? Bei Belastung?)
- O Knoten in der Brust?
- O Brustkrebs bei engen Verwandten?
- O Aufstoßen?
- O Sodbrennen?
- O Morgendliche Heiserkeit?
- O Völlegefühl?
- O Magenschmerzen? (Vor oder nach dem Essen?)
- O Stuhlgang? (Wie oft? Konsistenz, Schleim, Unverdautes, Farbe?)
- O Blähungen? Winde? (Morgens oder abends? Geruch?)
- O Bauchschmerzen? (Wo, wann, wie oft? Zyklusabhängig?)
- O Hämorrhoiden?
- O Stuhlinkontinenz?
- O Harninkontinenz?
- O Schmerzen beim Geschlechtsverkehr? (Wo?)
- O Scheidenpilz? (Wie oft?)

- O Kreuzschmerzen nach längerem Liegen oder Sitzen?
- O Kreuzschmerzen bei Bewegung?
- O Gelenksschmerzen? (Welche Gelenke?)
- O Muskelkrämpfe? (Bei Ruhe oder Bewegung?)
- O Hautausschläge?
- O Juckreiz? (Wo?)
- O Hautschwellungen, Ödeme?
- O Bilden sich leicht Blutergüsse?
- O Einschlafstörung?
- O Durchschlafstörung? (Zu welcher Uhrzeit?)
- O Sekundenschlaf-Neigung?
- O Müdigkeit? (Morgens, nach dem Essen oder immer?)
- O Depression? (Mit erkennbarer Ursache oder unerklärlich?)
- O Stressbelastung? (Beruflich? Privat?)
- O Heißhunger? (Wonach? Wie oft?)
- O Wie viel Rohkost/Salat/Obst wird gegessen? (Wann, auch abends?)
- O Wie viel Gemüse wird gegessen?
- O Wie viel Fleisch/Fisch/Huhn wird gegessen?
- O Wie viel Flüssigkeit wird getrunken?
- O Wie viel Bohnenkaffee wird getrunken?
- O Wie viel Alkohol wird getrunken?
- O Rauchen? (Wie viel, bei welcher Gelegenheit? Aufhörwille?)
- O Medikamente? (Auch Hormone, Vitamine, Mineralstoffe, Homöopathika usw.?)
- O Allergien?

Um Beschwerden und Erkrankungen zu verstehen und ursächlich behandeln und die Therapie und Diät individuell anpassen zu können, bedarf es all dieser Informationen. Darüber hinaus gibt eventuell das allgemeine Verhalten des Patienten Auskunft über seine Persönlichkeit und seine Bereitschaft, sich zu öffnen und selbst aktiv an seiner Gesundung und Gesunderhaltung mitzuwirken.

Therapie nach F.X. Mayr

Richtige Ernährung = richtige Nahrung + richtige Verdauung

MILCH-SEMMEL WAR EINMAL

Die F.X. Mayr-Therapie wurde ursprünglich als „Milch-Semmel-Diät" bekannt. Der Widerspruch zwischen gesunder Ernährung und trockenen Weißmehlsemmeln und oft unverträglicher Milch erregte die nötige Aufmerksamkeit, um der Methode eine gewisse Bekanntheit zu verleihen. Dr. Franz Xaver Mayr hat diese Diät erst in seinen letzten Lebensjahren erwähnt und praktiziert. Er war einfach auf der Suche nach einem Kautrainingsinstrument. Da dieses möglichst schon im Mund vollständig verdaut werden sollte, um den Darm zu schonen, wählte er eine einfache Weißmehlsemmel. Schließlich überlegte er sich, wie er alle nötigen Nähr- und Vitalstoffe möglichst einfach, monoton und konzentriert zuführen könnte, und entschied sich für die Milch. Immerhin kommt ein Mensch alleine mit Milch gerade in jenem Lebensstadium aus, in dem sich seine Zellen am schnellsten teilen und er am rasantesten wächst. Es muss also alles in der Milch sein, was für diese enorme Vitalität nötig ist.

Nun waren die Verhältnisse zu Mayrs Zeiten völlig anders als heute: Die Milch stammte von Kühen, die den ganzen Tag auf der Weide grasten und die kein künstliches Kraftfutter benötigten. Das Getreide enthielt weniger Gluten und keine hineingezüchteten Insektizide. Außerdem war der Mensch damals weniger stressbelastet, mit einem robusteren Immunsystem ausgestattet und litt weniger unter Allergien. Hätte Dr. Franz Xaver Mayr zu seiner Zeit Kenntnis vom heutigen Stand der Biochemie und Physiologie gehabt, hätte er seine Diät anders gestaltet.

DER GROẞE DIÄTETISCHE LEITSATZ VON DR. F.X. MAYR LAUTET:
Richtige Ernährung = richtige Nahrung + richtige Verdauung

Immer schon war es Dr. F.X. Mayr wichtiger, dass die Nahrungsmittel ordnungsgemäß verdaut werden, als dass ihre Zusammensetzung optimal ist. „Der beste Brennstoff nützt nichts, wenn der Ofen verrußt ist." Die Ernährungswissenschaft hat sich jahrzehntelang nur damit beschäftigt, die Inhaltsstoffe der Nahrungsmittel zu bestimmen. Und jene, die die meisten wertvollen Eiweiße, Kohlenhydrate, Fettsäuren, Mineralstoffe, Vitamine, Spurenelemente usw. enthalten, wurden unkritisch empfohlen. Unkritisch insofern, als dass nicht berücksichtigt wurde, wie und ob sie ordnungsgemäß verdaut werden. Und hier greift die Ernährungslehre nach F.X. Mayr ein, indem sie die Ernährungsweise als mindestens genauso wichtig erachtet und durch die F.X. Mayr-Therapie die Verdauungsleistung des Magen-Darm-Traktes verbessert.

Heute sind wir mit wertloseren Grundnahrungsmitteln und weniger robusten Menschen konfrontiert. Außerdem steht uns ein enormes Wissen über die Biochemie und Physiologie unseres Körpers zur Verfügung, welches diverse Justierungen der F.X. Mayr-Therapie erfordert und ermöglicht. Schon Hippokrates schrieb: „Die Nahrung sollte unsere Medizin sein".

Eine grundlegende Revolution brachte die Erkenntnis, dass ein Zuviel an Kohlenhydraten fast alle Zivilisationskrankheiten fördern kann. Die mittlerweile allgemein bekannte LOGI Pyramide hat die alte Ernährungspyramide abgelöst. LOGI steht für *low glycemic index* und bedeutet, dass kurzkettige, schnell verdaubare Kohlenhydrate gemieden werden sollen und dafür Gemüse, gute Öle und wertvolle Eiweiße im Vordergrund unserer Ernährung stehen sollen. Inzwischen wurde der „glykämische Index" noch präzisiert, indem er in Relation zur Menge der Kohlenhydrate in den verschiedenen Lebensmitteln gestellt wird. Daraus ergibt sich die eigentlich relevante „glykämische Last". Es kommt also nicht nur darauf an, dass die in den Nahrungsmitteln enthaltenen Kohlenhydrate nicht so schnell aus dem Darm ins Blut aufgenommen werden, sondern auch, wie viele davon überhaupt enthalten sind. So hat z. B. die Karotte zwar einen hohen glykämischen Index, aber eine niedrige glykämische Last, da sie nur relativ wenige Kohlenhydrate enthält.

Glykämischer Index versus Glykämische Last:

Produkt	Glyk. Index	Portion Gramm	Glyk. Last pro Portion	Glyk. Last pro 100g
Cornflakes	81	30	20	66
Haferflocken, gekocht in Wasser	55	250	13	5
Porridge aus Instant-Haferflocken	79	250	21	8
Brot aus gemahlenem Weizen	75	30	11	36
Weizenvollkornbrot, gemahlen	74	30	9	30
Roggenbrot mit ganzen Körnern	41	30	5	17
Langkorn-Reis, gekocht	60	150	25	17
Basmati-Reis, gekocht	57	150	22	15
Jasmin-Reis, gekocht	109	150	46	31
Spaghetti weiß, gekocht	49	180	24	13
Vollkornspaghetti, gekocht	42	180	17	9
Wassermelone	80	120	5	4
Ananas	66	120	6	5
Kiwi	58	120	7	6
Banane	47	120	11	9
Orange	40	120	4	3
Aprikosen	34	120	3	3
Apfel	39	120	6	5
Kartoffelbrei, instant	87	150	17	11
Kartoffeln, gekocht	82	150	15	10
Kartoffeln, gebacken	86	150	22	15
Zuckermais, gekocht	52	80	9	11
Grüne Linsen, gekocht	37	150	5	3
Karotten, roh und gekocht	39	80	2	3
Milchshake (Milch und Früchte)	35	250	11	4

Vanillepudding, instant	40	100	6	6
Naturjoghurt	19	200	3	2
Vollmilch	31	250	4	2
Orangensaft	50	250	12	5
Isotonisches Sportgetränk	70	250	13	5
Cashew-Nüsse	25	50	3	6
Haushaltszucker	65	10	7	70
Schokoriegel	68	60	27	45
Nussnougatcreme	29	20	3	15
Kartoffelchips	56	50	12	24

Ein weiterer Aspekt ist das auf dem Markt vorherrschende Hochleistungsgetreide. In dieses wurde die Fähigkeit hineingezüchtet, selbst ein Pestizid zu produzieren. Es kann als Amylase-Trypsin-Inhibitor unsere Verdauungsleistung hemmen und hat auch Auswirkungen auf unser Nervensystem. Die Forschung hat außerdem entdeckt, dass das Klebereiweiß des Getreides, das berühmte Gluten, die Darmschleimhaut undicht macht, indem es die Darmepithelzellen zur Bildung von Zonulin anregt, welches wiederum die Verbindungsstellen zwischen den Zellen auflöst. Das oben beschriebene Leaky-Gut-Syndrom ist somit erklärt, eine der Hauptursachen für das so häufige Reizdarmsyndrom und diverse Lebensmittelintoleranzen.

Ein wichtiges Anliegen der modernen F.X. Mayr-Medizin ist die Reduktion des Insulinspiegels, da ein hohes Insulin, wie bereits besprochen, viele Zivilisationserkrankungen fördert. Um das zu erreichen, müssen ebenfalls die Kohlenhydrate reduziert werden.

All das sind Gründe dafür, dass in der F.X.Mayr-Diät weniger Getreideprodukte verwendet werden und auf Gluten weitgehend verzichtet wird.

Dafür erlebt das Fett eine Rehabilitation. Außer dem an Archidonsäure reichen Schweinefett und stark erhitzten Ölen sind heute praktisch alle Fette als mehr oder weniger gesund anzusehen. Die Stars unter den Fetten sind die Omega-3 und Omega-9-Fettsäuren, die bei keiner Therapie nach F.X. Mayr fehlen dürfen. Sie sind primär entzündungshemmend und damit ein wichtiger Faktor gegen praktisch alle Zivilisationserkrankungen. Aber auch mittelkettige Triglyceride bewirken Gutes. Butter z. B. liefert dem Darm das für ihn so wichtige Butyrat und enthält auch nennenswerte Mengen an Vitamin E.

Die F.X. Mayr-Therapie ist jedoch weit mehr als eine diätetische Medizin. Die manuelle Behandlung des Bauches durch den F.X. Mayr-Arzt, die Zufuhr von fehlenden Vitalstoffen, die Schulung eines gesunden Lebensstils und vor allem die psychologische Betreuung und Beratung sind essenzielle Bestandteile dieser ganzheitlichen Methode.

DIE VIER SÄULEN DER F.X. MAYR-THERAPIE

DIE F.X. MAYR-THERAPIE BASIERT AUF VIER SÄULEN:
Schonung, Säuberung, Schulung und Substitution.

Schonung

Sie wird vor allem durch die Zusammenstellung der Diät und die Art der Nahrungsaufnahme bewirkt. Schonung beginnt damit, in Ruhe und bewusst zu essen, die Mahlzeit gründlich zu kauen – jeden Bissen mindestens dreißigmal. Die diätetische Einstellung reicht von Teefasten über die MayrPrevent®-Diät bis hin zur Milden Ableitungsdiät. Die Verordnung der Diätform wird ganz individuell vorgenommen und richtet sich nach der Konstitution und dem Gesundheitszustand der Patienten. Immer steht die Schonung im Vordergrund. Und Schonung heißt auch, dass einem Geschwächten keine zu radikale Diäteinschränkung zugemutet werden soll.

Ganz entscheidend für den Erfolg ist bei allen reduzierenden Diäten die absolute Freiwilligkeit. **Fasten ist nicht hungern!** Im Stresszustand des Hungerns laufen ganz andere Vorgänge im Körper ab, wodurch das Hungern nur kurz toleriert wird und bald zu gesundheitlichen Schäden führen kann. Das freiwillige Fasten hingegen kann lange durchgeführt werden und schafft eher Gesundung und Stärkung als Schwäche. Dass eine Kalorienrestriktion mannigfaltige heilsame Eigenschaften hat, ist heute wissenschaftlich hinreichend belegt.

Die Diätstufen

Ein wichtiger Bestandteil der F.X. Mayr-Therapie ist die Diätetik. Hier geht es vor allem um folgende Eigenschaften der Diät:

- schonend, nicht den Darm reizend
- leicht verdaulich
- nur mild gewürzt, um die Geschmacksnerven zu regenerieren
- im Säure-Basen-Gleichgewicht (nicht übersäuernd)
- kohlenhydratreduziert
- arm an Zucker
- arm an Histamin
- arm an Fruktose
- arm an Gluten (bei Bedarf frei von Gluten)
- bei Bedarf frei von Laktose
- frei von Geschmacksverstärkern
- frei von schlechten Fetten
- gesunde Nahrungsmittel
- Monotonie
- individuell angepasste Kalorienreduktion

Die Diätstufen werden in den verschiedenen F.X. Mayr-Zentren unterschiedlich bezeichnet. Sie folgen aber alle dem von der Internationalen Gesellschaft der Mayr-Ärzte gelehrten Schema der Diät-Intensitäten, die vom totalen Fasten bis zu einer alltagstauglichen Schonkost reichen.

Ursprünglich wurden die Diätstufen relativ fix vordefiniert. Um eine individuellere Verordnung zu gewährleisten, werden nun Diätstufen definiert, die pro Mahlzeit verordnet werden.

Natürlich kann jeder F.X. Mayr-Arzt bzw. jedes F.X. Mayr-Zentrum seine eigenen Bezeichnungen und Zusammenstellungen anbieten. Alle von der Internationalen Gesellschaft der Mayr-Ärzte zertifizierten Zentren halten sich innerhalb ihres selbst festgelegten Rahmens an die Grundregeln der F.X. Mayr-Diätetik.

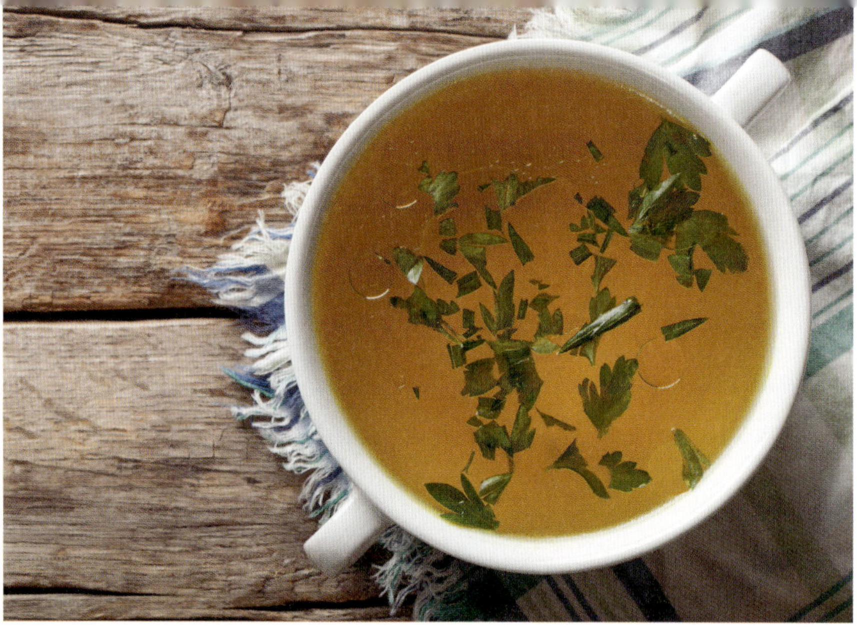

Es gibt **sechs Diätstufen,** die für jede Mahlzeit gesondert verordnet oder als vordefinierte Kombinationen angeboten werden. Es wird also das Frühstück, Mittagessen und Abendessen in einer Verordnung separat angegeben oder bereits fix kombiniert.

1. Fasten mit Kräutertee und/oder klarer Gemüsebrühe

Wenn genügend Flüssigkeit zugeführt wird, kann dieses Fasten ohne feste Nahrung durchaus längere Zeit praktiziert werden. Es besteht nämlich ein fundamentaler Unterschied zwischen Fasten und Hungern: Hungern geschieht unfreiwillig und ist mit Angst besetzt. Hungern führt daher relativ rasch zu Krankheit und Tod. Fasten hingegen geschieht freiwillig aus tiefer innerer Überzeugung und bewirkt eher eine Art Fasteneuphorie. Durch die positive Grundeinstellung und Freiwilligkeit fördert Fasten die Selbstheilungskräfte unseres Körpers und verändert den Stoffwechsel zugunsten unseres Körpers. Darüber hinaus hat Fasten eine spirituelle Komponente. Das Umgehen mit dem „Nichts", die Einkehr in eigenen Tiefen, Gefühle und Gedanken wertet unser Sensorium auf und hilft uns, unser Leben ehrlicher und wertvoller zu gestalten. Der Nachteil des reinen Fastens ist, dass das gründliche Kauen und Einspeicheln nicht trainiert wird.

„Nichts essen kann jeder, richtig essen muss man lernen!"

2. Kautrainer und eine Eiweißzulage

Diese Diätstufe entspricht der klassischen ursprünglichen Idee F.X. Mayrs. Es wird ein kaufähiges Nahrungsmittel intensiv gekaut (30 bis 40 Mal). Bevor es geschluckt wird, wird ein Teelöffel einer Zulage dazu gegessen, im Mund wird beides vermischt und dann geschluckt. Diese langsame, gründliche Nahrungsaufnahme lehrt das langsame Essen, gründliche Kauen und Einspeicheln und das Erkennen des natürlichen Sättigungsgefühls.

Als Kautrainer eignen sich glutenfreie bzw. glutenarme Brötchen, Kokosfleisch oder auch Nüsse. Als Zulage kommen Graved Lachs, roher Lachs, Frischkäse, Joghurt (von Schaf, Ziege, Kuh), Olivenaufstrich, Avocado, Tofuaufstrich, Putenbrust, Hühnerfilet, Gemüseaufstrich und viele andere wertvolle Zulagen in Frage. Natürlich müssen alle Milchprodukte bei Bedarf laktosefrei angeboten werden. Es muss darauf geachtet werden, dass die Zulagen nicht zu viel Histamin enthalten. Dadurch fallen Hartkäse, luftgetrockneter Schinken und z. B. Thunfisch weg.

3. Kautrainer mit Eiweißzulage und Öl-/Fettzulage

Hier kommen zur Diätstufe 2 wertvolle Öle bzw. Fette dazu. Olivenöl, Leinöl, Walnussöl, Hanföl und Butter sind hier die Favoriten.

4. Kautrainer mit Eiweißzulage, Öl-/Fettzulage und Gemüsecremesuppe

Hier kommt zur Diätstufe 3 noch eine Gemüsecremesuppe dazu. Sie besteht aus leicht verdaulichem, nicht blähendem Gemüse, das weich gedünstet und mit dem Stabmixer püriert wurde. Nicht erlaubt sind demnach folgende Gemüse: Hülsenfrüchte (Erbsen, Bohnen, Linsen), Lauchgemüse (Zwiebel, Knoblauch, Porree), Kohlgemüse (Kraut, Grünkohl, Weißkohl), die Schalen von Tomaten und Paprika und Stängel von Mangold und Spinat (enthalten Säuren).

5. Gemüsecremesuppe und Milde Ableitungsdiät als Trennkost:

In dieser Stufe gibt es bereits einen warmen Hauptgang. Er kann Fisch oder Fleisch enthalten oder vegetarisch angeboten werden. Immer gibt es Gemüse

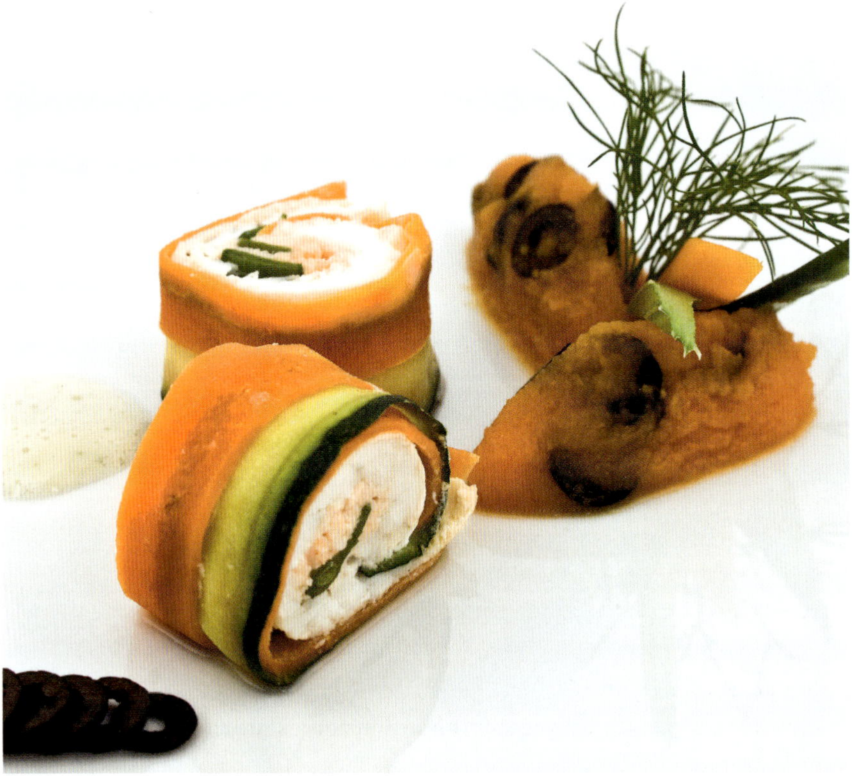

(ohne die oben angeführten) als Beilage. Zu Fisch und Fleisch werden keine Kohlenhydrate angeboten. Diese Trennkost erleichtert die Verdauung in Magen und Dünndarm, da Eiweiß und Kohlenhydrate völlig verschiedene Verdauungsmechanismen benötigen. Außerdem garantiert diese Restriktion einen Säure-Basen-Ausgleich.

6. Gemüsecremesuppe und Milde Ableitungsdiät nicht mehr als Trennkost: Hier werden bewusst auch Kohlenhydrate zu Fleisch oder Fisch serviert. Das ist bei Patienten sinnvoll, die einen relativ gesunden Darm haben und kein Gewicht verlieren sollen. Diese Diätstufe stellt auch einen guten Übergang zur Normalkost dar.

Danach kann bei Bedarf ein individueller Kostaufbau mit Rohkost und eventuell auch einem Dessert gemacht werden. Insgesamt sollen aber die Patienten lernen, dass sie ohne Süßspeisen nicht nur überleben, sondern auch eine genussvolle Esskultur zelebrieren können.

Rohkost ist während der Therapie nach F.X. Mayr verpönt. Sie ist prinzipiell schwerer verdaulich und entspricht daher nicht dem Prinzip der Schonung. Es beruhigt zu wissen, dass z. B. in gedünstetem Brokkoli oder Paprika wesentlich mehr Vitamin C enthalten ist als in frischen Orangen.

Immer gilt aber die richtige Ernährungsweise als die Priorität und das Hauptanliegen der gesamten F.X. Mayr-Diätetik.

Die Ernährungsweise in der MayrPrevent® Diät

- jeden Bissen des Kautrainers 30 bis 40 Mal kauen
- vor dem Schlucken einen Teelöffel Zulage einnehmen
- gut durchmischen
- schlucken
- niemals das Eiweiß (z. B. Joghurt) ohne den vorgekauten Kautrainer (z. B. Brötchen) einnehmen
- wenn ein Sättigungsgefühl verspürt wird, mit dem Essen aufhören (kann oft schon nach einem halben Brötchen vorkommen).

Dieses Ritual bewirkt:

- vermehrte Speichelproduktion
- Vorverdauung im Mund
- Schonung des Magen-Darm-Traktes
- Erlangung einer neuen Geschmackssensibilität
- Kauschulung
- Erlernen des natürlichen Sättigungsgefühls
- langsames, entspanntes, bewusstes Essen

Der Kautrainer

Dieser besteht meist aus einem Brötchen, das ca. drei Tage alt sein soll, damit es lange gekaut und entsprechend gut eingespeichelt werden kann. Um die richtige Konsistenz zu erlangen, empfiehlt es sich, es im frischen Zustand in Scheiben zu schneiden und dann in eine Frischhaltefolie zu verpacken. Dann kann es so in den Kühlschrank gelegt werden, wo es sich gut hält.

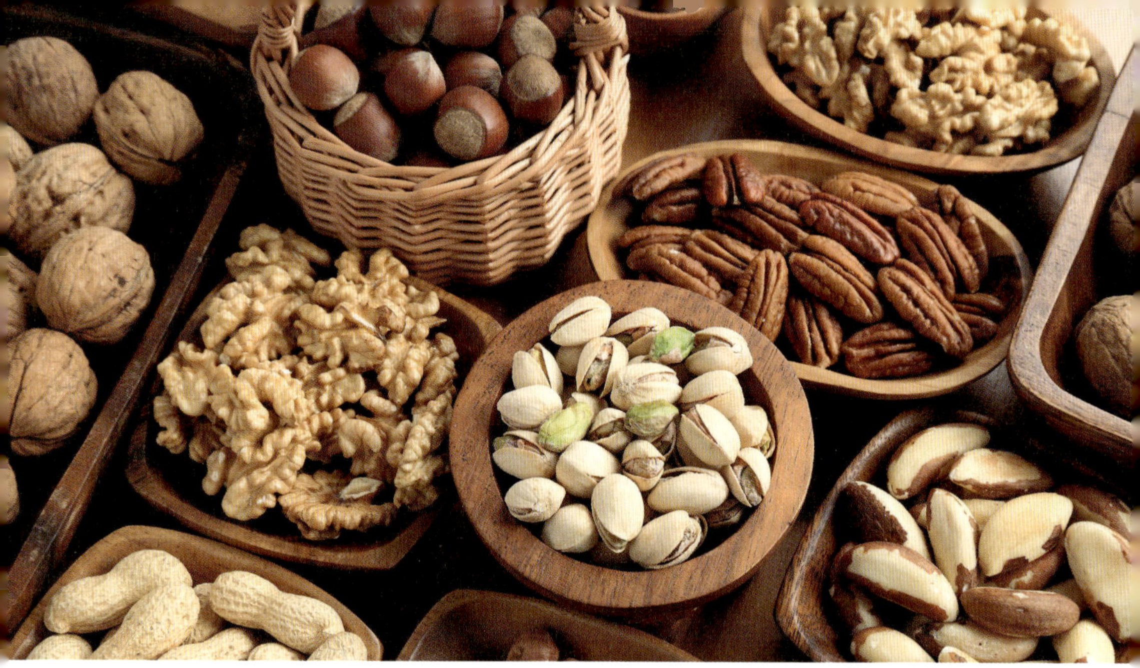

Folgende Mehlsorten kommen in Frage:
Glutenfrei: Buchweizen, Reis, Mais, Hirse, Hafer, Amarant, Quinoa, Teff (Zwerghirse aus Äthiopien)
Nicht glutenfrei: Dinkel und Kamuth (enthält keine extra hineingezüchteten Insektizide wie ATIs), Roggen (enthält nur ein Drittel der Gluten-Menge von Weizen)

Weizen ist nicht erlaubt, da dieses Hochleistungsgetreide besonders viel Gluten und diverse Insektizide (wie z. B. die ATIs) enthält.

Kartoffel wären an und für sich eine gute Alternative, eignen sich aber leider nicht so gut zum gründlichen Kauen.

Als Alternative kann z. B. getrocknetes Kokosfleisch verwendet werden. Dieses ist im Handel in Chipsform erhältlich und eignet sich hervorragend als Kautrainer.

Nüsse haben viele gute Eigenschaften und lassen sich ebenfalls lange kauen.

Eiweißzulage

Wertvolle Eiweißzulagen verhindern ein vorübergehendes Absinken der Immunabwehrkraft, einen eventuellen leichten, anfänglichen Muskelabbau und stärken viele wichtige Prozesse im Körper. Mit einer Eiweißzulage treten meist weniger sogenannte Kurkrisen auf.

Normal: Schafsjoghurt, Ziegenjoghurt, Kuhmilchjoghurt, Frischkäse, Sojajoghurt, Mandelmilch, Kastanienbrei

Bei Kasein-Unverträglichkeit:
keine tierischen Milchprodukte

Bei Laktoseintoleranz:
Laktase in die tierischen Milchprodukte geben oder fertiges, laktosefreies Joghurt (minus-L Produkte) oder alle anderen angegebenen Zulagen, die nicht aus tierischer Milch bestehen

Als eiweißarme Alternative:
Gemüsecremesuppe, Zuckermelonen-Brei, Papaya-Brei

Weitere Zulagen:
Gemüseaufstrich, Avocado bzw. Avocadoaufstrich, Olivenaufstrich, Hühnerei, Putenbrust, Graved Lachs, roher Lachs

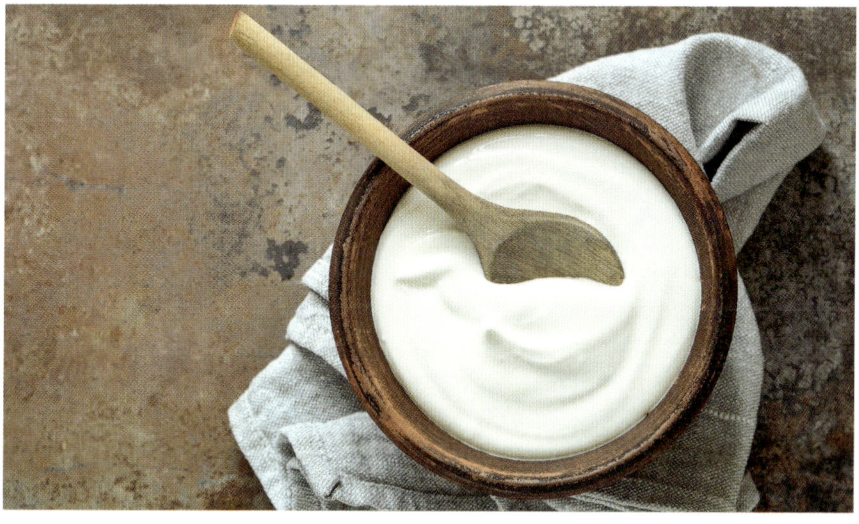

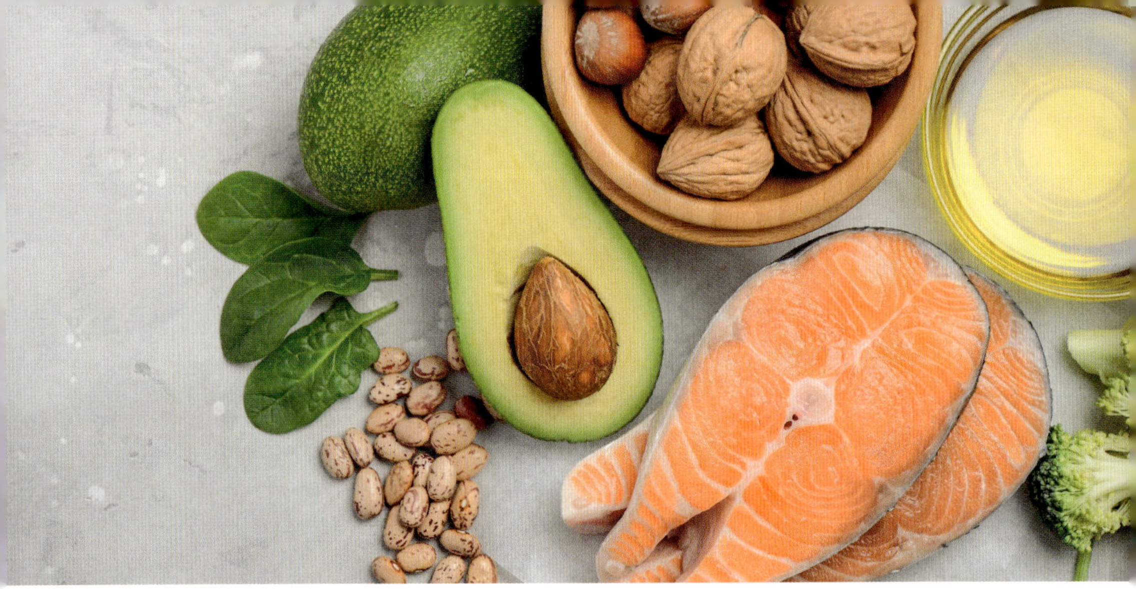

Zu jedem Essen können gegeben werden:

- Olivenöl (Omega-9-Fettsäuren)
- Leinöl, Walnussöl, Hanföl, (Omega-3-Fettsäuren)
- Butter
- Kokosöl

Nach ärztlicher Verordnung: jodfreies natürliches Vollwertsalz (hält mehr Wasser im Gewebe und ist daher bei trockenhäutigen Typen oft sinnvoll).

Basensuppe

Diese pürierten Gemüsesuppen sind basisch und stellen dem Körper wertvolle Mineralstoffe, Vitamine und sekundäre Pflanzenstoffe zur Verfügung. Etwas Kurkuma verstärkt das Geschmackserlebnis und wirkt entzündungshemmend. Sie wird warm serviert und führt dem Körper somit Wärme zu.

Im Gegensatz zu herkömmlichen Suppen darf die Basensuppe folgende Substanzen nicht enthalten:

Zwiebel, Lauchgemüse, Hülsenfrüchte, Kraut- und Kohlgemüse, Fleischbrühe, Fertigprodukte, Einbrenn (= Schwitze), Hefeextrakt (enthält Glutamat), Geschmacksverstärker, Konservierungsstoffe, Suppenwürfel.

Der Hauptgang von Stufe 5 und 6

Die Zubereitung der Speisen ist ein wesentlicher Faktor für deren Bekömmlichkeit und leichte Verdaubarkeit. Der tatsächliche Beginn der Verdauung findet nämlich in der Küche statt und nicht erst im Mund. Daher gelten folgende Regeln, die teilweise alt eingesessene Gewohnheiten verwerfen:

- nichts frittieren
- nichts panieren
- keine Schwitze (Einbrenn)
- wenn überhaupt, nur kurz anbraten, danach dünsten
- gute Öle erst über fertiges Essen geben (dadurch werden sie nicht durch Hitze zerstört)
- Butter nur schmelzen, aber nicht braun werden lassen
- Gemüse dünsten (am besten im Dampfgarer)
- Gemüse muss weich gedünstet und darf nicht bissfest sein
- kein blähendes Gemüse (Hülsenfrüchte, Kohlgemüse, Lauchgemüse)
- Frischkräuter verwenden (die einzige erlaubte „Rohkost")
- sparsam salzen (außer für trockenhäutige Menschen)
- nicht scharf würzen
- keine Fleischbrühe, keine Geschmacksverstärker
- kein Schweinefleisch, keine Wurstwaren, keine Innereien
- keine Nahrungsmittel mit hohem Histamingehalt
- keine Rohkost
- nichts Süßes, wenig Fruktose
- insgesamt wenig Kohlenhydrate

Gute Öle und Fette

Vor allem die Omega-3- und Omega-9-Fettsäuren haben eine Vielzahl von gesundheitsfördernden Wirkungen. Sie hemmen entzündliche Prozesse,die Entstehung bösartiger Tumoren, senken das schlechte LDL-Cholesterin, wirken gegen Zuckerkrankheit und Gefäßverkalkung und stärken unser Gehirn. Die mittelkettigen Triglyceride, die in Butter, Kokosöl, Palmöl oder Avocado enthalten sind, haben ebenfalls sehr positive Wirkungen und können als äußerst gesund bezeichnet werden. Sie helfen sogar beim Abnehmen, gegen cerebrale Erkrankungen wie Alzheimer, Parkinson, Epilepsie, gegen Krebs, gegen Magen- und Darmentzündungen und verbessern die Aufnahme von fettlöslichen

Vitaminen (A, D, E, K). Das Palmöl sollte man allerdings aus umwelt- und sozialpolitischen Gründen nicht kaufen. Um die ebenfalls lebenswichtigen aber entzündungsfördernden Omega-6-Fettsäuren (Distelöl, Sonnenblumenöl usw.) brauchen wir uns nicht zu kümmern. Sie sind in unserer Alltagsnahrung im Übermaß enthalten.

Die Befürchtung, dass der Konsum dieser wertvollen Öle und Fette Übergewicht fördern könnte ist unbegründet, sofern auch hier, wie überall, das richtge Maß eingehalten wird. Auf jeden Fall sind Kohlenhydrate viel potentere Gewichtserhöher als Fette.

- **Olivenöl:** kann bis 180 Grad erhitzt werden
- **Rapsöl:** kann auch erhitzt werden
- **Butterschmalz (ausgelassene Butter):** kann erhitzt werden

enthalten einfach ungesättigte Omega-9-Fettsäuren

- **Kokosfett:** kann erhitzt werden
- **Leinöl:** nur kalt verwenden, muss frisch sein
- **Wallnussöl:** nur kalt verwenden
- **Hanföl:** nur kalt verwenden

enthalten mehrfach ungesättigte Omega 3 Fettsäuren

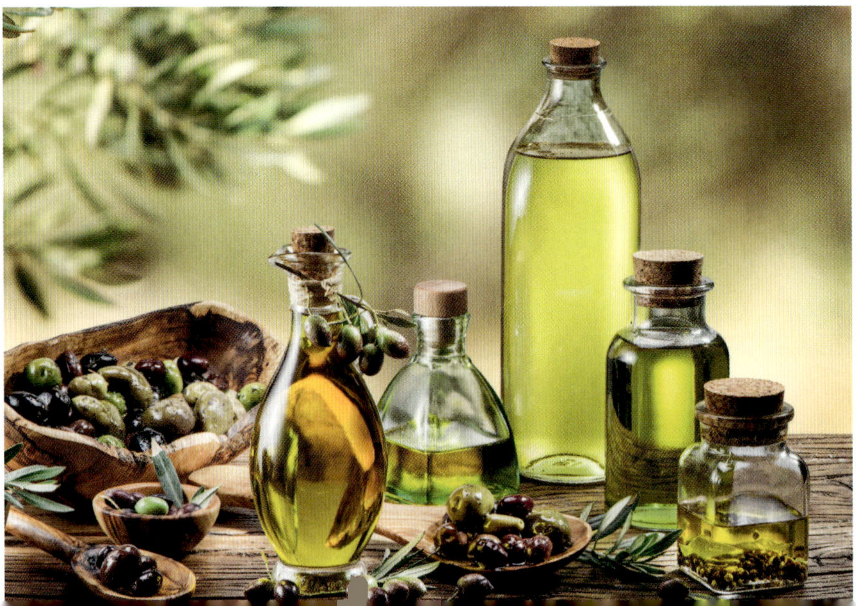

Säure-Basen-Tabelle

Es gibt viele mehr oder weniger komplizierte Säure-Basen-Tabellen auf dem Markt. Im Grunde ist es ganz einfach: Gemüse ist fast immer basisch, alles andere ist sauer. Übrigens: Die einzige basische Wurst ist die Blutwurst, da Hämoglobin basisch ist. Allerdings sorgt das Schweinefett in ihr für eine erhöhte Entzündungsbereitschaft.

Es muss darauf geachtet werden, dass zumindest als Beilage immer basische Gemüse geboten werden. Ein Essen kann nie zu basisch, sondern höchstens zu sauer sein.

Basisch:

- die meisten Gemüse
- Kartoffel
- Kräutertees
- basisches Mineralwasser

Sauer:

- Getreideprodukte
- Spinatstängel, Mangoldstängel, Tomatenschalen
- Fleisch, Fisch, Wurstwaren
- Fonds, Fleischbrühe
- Käse
- Zucker
- Alkohol
- Kaffee
- Schwarztee
- Fruchtsäfte (industrielle)

Neutral:

- Fette, Öle, Nüsse, Milch, Sahne, Wasser

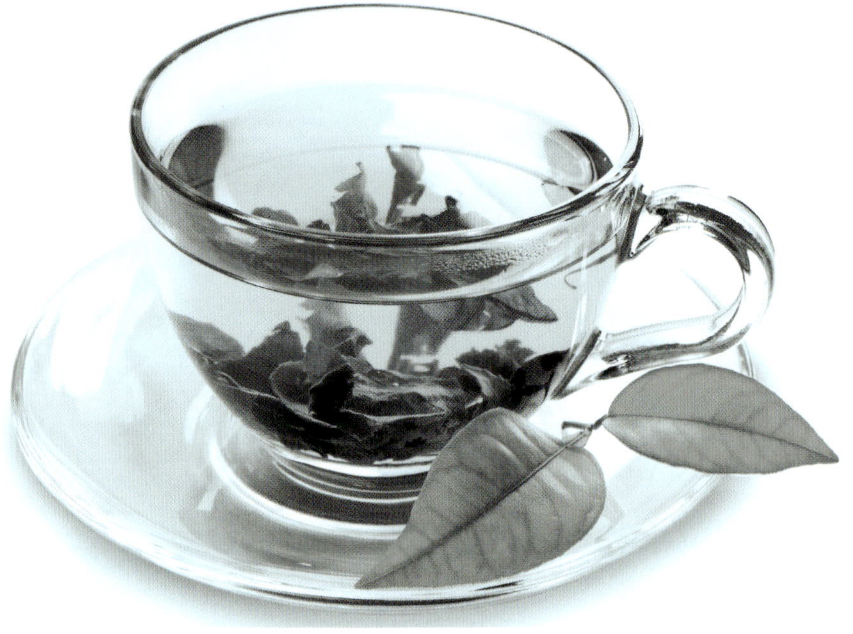

Spezialdiät bei Untergewichtigen

Untergewicht entsteht oft durch die Unfähigkeit, die Nahrung ordnungsgemäß zu verdauen. Daher muss auch hier die Regeneration des Verdauungstraktes im Vordergrund der Bemühungen stehen. Um trotzdem genügend Kalorien zuführen zu können, empfiehlt sich die Verabreichung folgender Zwischenmahlzeiten:

Reis, Kartoffel, Polenta, Hirse mit Olivenöl, Leinöl und Butter.

Getränke während der F.X. Mayr-Therapie

Prinzipiell soll während einer F.X. Mayr-Therapie viel getrunken werden, um die Entgiftung über die Nieren zu fördern. Diese Flüssigkeitszufuhr soll jedoch zwischen den Mahlzeiten erfolgen. Zum Essen ist Trinken nicht erlaubt, da ansonsten die Verdauungssäfte verdünnt und die Verdauungsleistung reduziert würden. Bis 20 Minuten vor und ab einer Stunde nach dem Essen darf getrunken werden.

Folgende Getränke sind empfehlenswert:

- Wasser
- Mineralwasser (mit möglichst wenig gelösten Mineralstoffen, da dieses leichte Wasser besser entgiftet)

- Kräutertees (außer Kamille, Malve, da Kamille den Darm lähmt und Malve sauer ist)
- Malzkaffe
- Gemüsebrühe (Wasser, in dem Gemüse lang gekocht wurde)
- grüner Tee (hat viele gesundheitsfördernde Inhaltsstoffe (Epigallokatechin-3-Galat), wegen seines hohen Koffeingehalts ist er allerdings abends nicht ratsam
- Kokoswasser aus der grünen Kokosnuss (nicht Kokos-Milch!) ist basisch und reich an Kalium.
- ungesüßter Kombucha
- Sauerkrautsaft (bei Verdacht auf Fäulnis im Darm und damit zu hohem pH Wert des Stuhls)

Nicht erlaubt sind:

- Alkoholika
- Bohnenkaffee (außer bei Kopfschmerzen, gegen die er meist sehr gut wirkt)
- Fruchtsäfte (können gären und enthalten viel Fruktose)
- Früchtetees (sind zu sauer)

Weitere Schonungsattribute der F.X. Mayr-Therapie

Langsamkeit und keine Reizüberflutung

Zur Schonung gehört aber nicht nur die Diät! Vielmehr soll während einer Therapie nach F.X. Mayr die Langsamkeit gepflegt und auf Reizüberflutungen aller Art verzichtet werden. Wir leben in unserer Leistungsgesellschaft viel zu schnell, überladen uns mit Informationen, die wir nicht mehr verarbeiten können und die uns ohnmächtig über die Geschehnisse auf unserem kleinen Planeten verärgern. Nicht, dass wir uns nicht dafür interessieren sollen. Aber was hilft es, wenn wir alles über die Weltpolitik und Finanzkrise wissen, wenn wir in unseren eigenen vier Wänden Chaos vorfinden und unfähig sind, unser Leben mit unseren Geliebten zu genießen. Politik und Lebenskunst beginnt in einem selbst und zu Hause, im engsten Verwandten- und Freundeskreis. Zumindest während einer F.X. Mayr-Therapie sollen diese Attribute wieder mehr in den Vordergrund gerückt werden. Wir sollen uns wieder als Wunder der Natur erleben und begreifen, harmonische Klänge und Gedanken wahrnehmen und ruhen, wenn es sich unser Körper wünscht. Ein Mittagsschlaf kann ungemein wohltuend und erholsam sein! Fernsehen, Internet und Handy inklusive aller Social-Media-Apps und Nachrichten können ruhig mal eine Auszeit machen.

Moderate Bewegung im aeroben Bereich

Auch in Bezug auf die Bewegung sollten wir nicht den Ehrgeiz eines Leistungssportlers aufkommen lassen. Bewegung und moderater Sport ist auf jeden Fall gut. Jedoch muss unbedingt darauf geachtet werden, dass die anaerobe Schwelle nicht überschritten wird. Nur, wenn immer genügend Sauerstoff zur Verfügung steht, bewirkt Bewegung eine Stärkung des Herz-Kreislauf-Systems, des Immunsystems und des gesamten Stoffwechsels. Ja, sogar die Hirnleistung nimmt durch Bewegung im aeroben Bereich zu! Eine einfache Faustregel besagt, dass man immer reden können muss, ohne außer Atem zu geraten. Dann besteht keine Gefahr eines anaeroben Stoffwechsels mit Sauerstoffmangel und Übersäuerung.

Säuberung

Bitterwasser

Bittersalz ist Magnesiumsulfat, ein Salz, das vom Darm nicht uns Blut gelangen kann und daher das Wasser osmotisch an sich bindet und im Darm belässt. Die Hauptwirkung des Bitterwassers besteht in der Stimulation des Gallenflusses. Wird vermehrt Galle in den Zwölffingerdarm sezerniert, kommt die Darmperistaltik richtig in Schwung und daher steigt die Stuhlfrequenz an. Außerdem werden durch die starke Darmbewegung alte Stuhlreste von der Darmwand gelöst und es wird vermehrt mit Gift beladene Lymphe in den Darm geleitet, damit sie ausgeschieden werden kann. Der vermehrte Gallenfluss unterstützt darüber hinaus die Leberentgiftung. Bittersalz wirkt auch als Appetitzügler und hat mit seinem Schwefelanteil selbst eine entgiftende Wirkung. Da das Wasser osmotisch an das Salz gebunden bleibt, kann der Stuhl nicht eingedickt werden und auch nicht an der Darmwand kleben bleiben. Die schnellere Stuhlpassage und oftmalige Ausscheidung verhindern, dass ausscheidungspflichtige Substanzen irrtümlich wieder aus dem Darm ins Blut aufgenommen werden können. All das trägt zur Säuberung und Entgiftung des Darms bei. Neue Studien haben ergeben, dass die gesunden Darmbakterien durch Bitterwasser im Darm bleiben, während pathologische Keime vermehrt ausgeschieden werden.

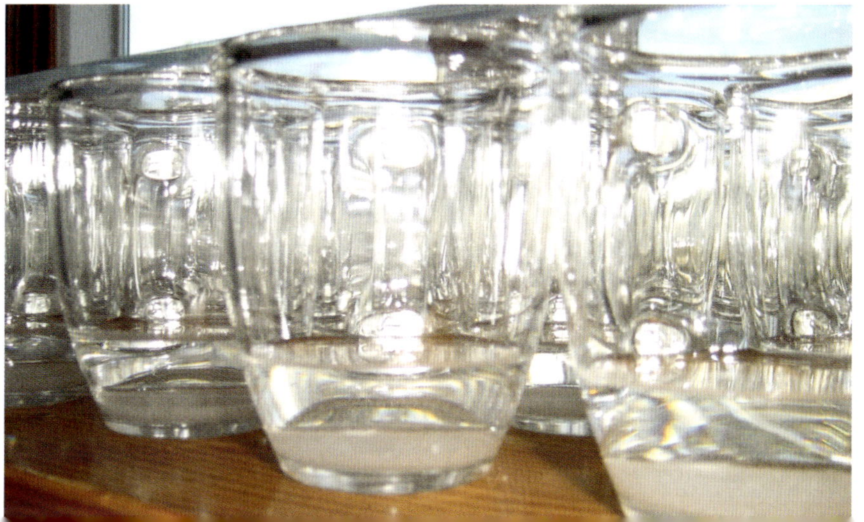

Die Einnahme des Bitterwassers ist völlig problemlos, zumal die Konzentration des Salzes sehr gering ist. Es wird lediglich ein gestrichener Teelöffel in einem Viertelliter warmem Wasser aufgelöst.

Das Bitterwasser soll jeden Morgen als erster Akt nach dem Aufstehen getrunken werden. Warm schmeckt es besser und wird auch besser vom Magen vertragen, da es dann schneller in den Darm weitergeleitet wird. Müssen Medikamente eingenommen werden, sollen diese erst zwei Stunden nach der Bitterwasser-Einnahme genommen werden. Müssen Schilddrüsenhormone geschluckt werden, sollen diese morgens als Erstes eingenommen werden und erst zwei Stunden später soll das Bitterwasser getrunken werden.

Ärztliche manuelle Bauchbehandlung

Die ärztliche manuelle Bauchbehandlung ist ein essenzieller Bestandteil der F.X. Mayr-Therapie und darf ausnahmslos nur von entsprechend ausgebildeten Ärzten durchgeführt werden. Sie ist keine Massage, sondern eine wichtige und sensible ganzheitliche Behandlung mit folgenden Wirkungen:

1. **Abdominelle Lymphdrainage:** Hiermit wird besonders das Radixödem, also die Lymphstauung im Mesenterium, dem Aufhängeapparat des Darms, verkleinert und der Lymphfluss insgesamt verstärkt.

2. **Die Leber,** die während der Entgiftungsarbeit viel zu tun hat, **wird entstaut** und somit entlastet.

3. **Durchblutungsförderung im Bauchraum:** Damit werden Verkrampfungen des Magen-Darmtaktes gelöst, seine Regeneration wird gefördert und chronische Entzündungen werden reduziert.

4. **Übung und Verbesserung der natürlichen Zwerchfellatmung:** Viele Menschen haben die Bauchatmung verlernt. Dabei ist sie die natürliche Ruheatmung, bei der das Zwerchfell wie eine Membranpumpe den Lymphfluss und die Durchblutung im Bauchraum fördert. Außerdem wird bei einem

irritierten Darm das Zwerchfell reflektorisch hochgestellt und damit die Atmung beeinträchtigt. Durch eine verbesserte Zwerchfellatmung kann mehr CO_2 abgeatmet und O_2 aufgenommen werden.

5. **Aktivierung der Zottenpumpe:** Die Sezernierung von Lymphe, Stoffwechselendprodukten und anderen ausscheidungspflichtigen Substanzen in den Darm hinein wird verstärkt und somit die Entgiftung des Körpers gefördert.

6. **Tonisierung des Dünndarms:** Ein tonisierter Darm ist die Voraussetzung für eine gute Verdauungsfunktion. Erst dadurch wird die Schleimhaut in intensiven Kontakt mit dem Speisebrei gebracht und kann ihre Verdauungs- und Aufnahmearbeit ordnungsgemäß erledigen. Ist der Darm zu schlaff, sein Tonus zu schwach, kann der Stuhl länger als erwünscht in ihm liegen bleiben, und schon droht eine Stuhlverstopfung. Der Darm hängt dann weiter nach unten und drückt vor allem bei der Frau auf die Blase und die inneren Geschlechtsorgane. Harninkontinenz und Regelbeschwerden können damit erklärt werden. Da der Darm mittels des Mesenteriums an der Wirbelsäule befestigt ist, kann auch diese unter einem zu weit nach unten hängenden Darm leiden. Die Bauchbehandlung hat daher eine Komponente, bei der der Dünndarm nach oben geschoben wird, was seine Funktion verbessert und den Beckenboden und die Wirbelsäule entlastet.

7. **Ganzheitsmedizinische und psychologische Begleitung und Beratung der Patienten während der gesamten Therapiedauer:** Durch den direkten Kontakt des Arztes zum Patienten öffnet sich dieser auch leichter und Zusammenhänge zwischen Psyche und Körper werden schneller und gründlicher sichtbar. Durch den Aufbau eines größeren Vertrauensverhältnisses wird der Wille des Patienten zur eigenverantwortlichen Gesunderhaltung gestärkt und die Nachhaltigkeit der Therapie verbessert. Gleichzeitig kann der Arzt ausreichende Informationen und Motivation zur gesunden Lebensweise vermitteln.

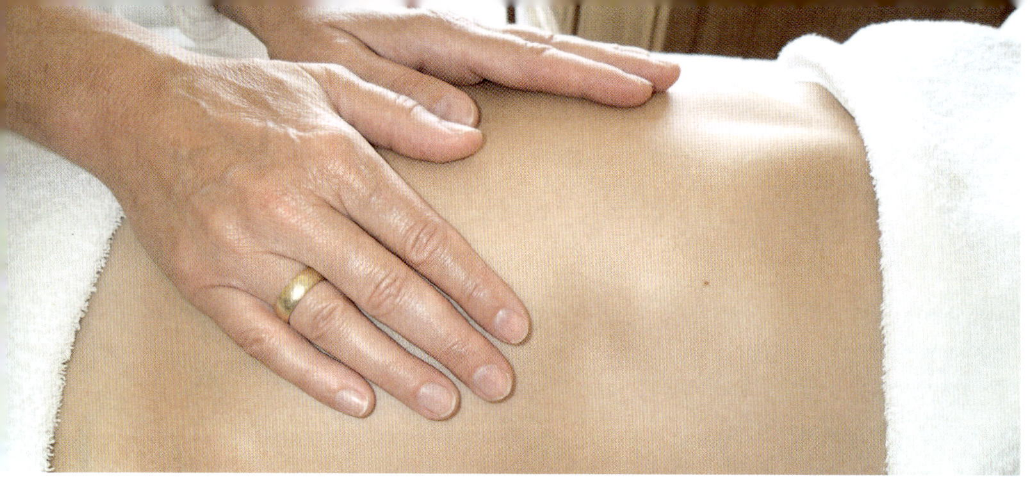

8. Die immer wieder durchgeführte Diagnostik gibt wichtige Hinweise auf den Therapieerfolg und ermöglicht eine individuelle Justierung der Behandlung, Diätetik und Substitution. Hierbei werden dann eventuelle versteckte, bisher unentdeckte **Abweichungen vom idealen Gesundheitszustand** erkannt und diverse Beschwerden können dann leichter ursächlich behandelt werden.

Es ist immer wieder erstaunlich, wie sich schon nach wenigen Minuten Bauchbehandlung pathologische Körpermaße verbessern, die Haut straffer wird und sich Darm- und Magenverkrampfungen lösen. Der Zwerchfellhochstand verringert sich, der Rippenbogen-Winkel wird kleiner, das Lungenvolumen nimmt wieder zu und die Körperhaltung kann sich bereits nach 15 Minuten Bauchbehandlung verbessern.

Trinken

Das **Trinken** von im Schnitt 2,5 bis 3 Litern Wasser, Kräutertees und Gemüsebrühe fördert die Ausscheidung harnpflichtiger Substanzen. Anfangs grenzwertige Nierenwerte können sich damit verbessern. Wie stark der Körper während einer Mayr-Therapie entgiftet, zeigen Geruch und Aggressivität von Stuhl, Harn, Atemluft, Schweiß und sogar Tränenflüssigkeit.

Körperliche und geistig-seelische Säuberung

Schließlich bewirken die Beschäftigung mit sich selbst, die Sensibilitätssteigerung und die Zeit zum Nachdenken eine Säuberung der eigenen psychischen Situation. Dadurch werden die Selbstfindung, Neuorientierung und die Lösung von alten, verdrängten Problemen gefördert. Wenn wir einmal bemerkt haben, mit wie viel seelischem Müll und scheinbar unveränderbaren Gegebenheiten wir uns belasten, können wir nach einer Neuordnung unserer Prioritäten mit einer gewissen Leichtigkeit des Seins unsere ureigenen Bedürfnisse wiedererkennen und befriedigen lernen. Plötzlich stellen wir uns die Frage: „Und wo bin ich geblieben?" Mit einer neuen Sensibilität und Liebe zu sich selbst ausgestattet, halten plötzlich ganz neue Qualitäten Einzug ins Leben, längst verschüttete Sehnsüchte werden wiedererweckt und erfüllt, ohne dass die scheinbar so dominierenden Verpflichtungen vernachlässigt zu werden brauchen. Die neue Lebensfreude stärkt das Selbstbewusstsein und die Kraft für privaten und beruflichen Erfolg. Hierfür sind Kreativität und die Kunst des Loslassens unverzichtbare Attribute. Gerade das Loslassen von alten Gewohnheiten, unnötigen Belastungen und scheinbar unverzichtbaren Sicherheitsankern ist Teil des geistig-seelischen Entgiftens.

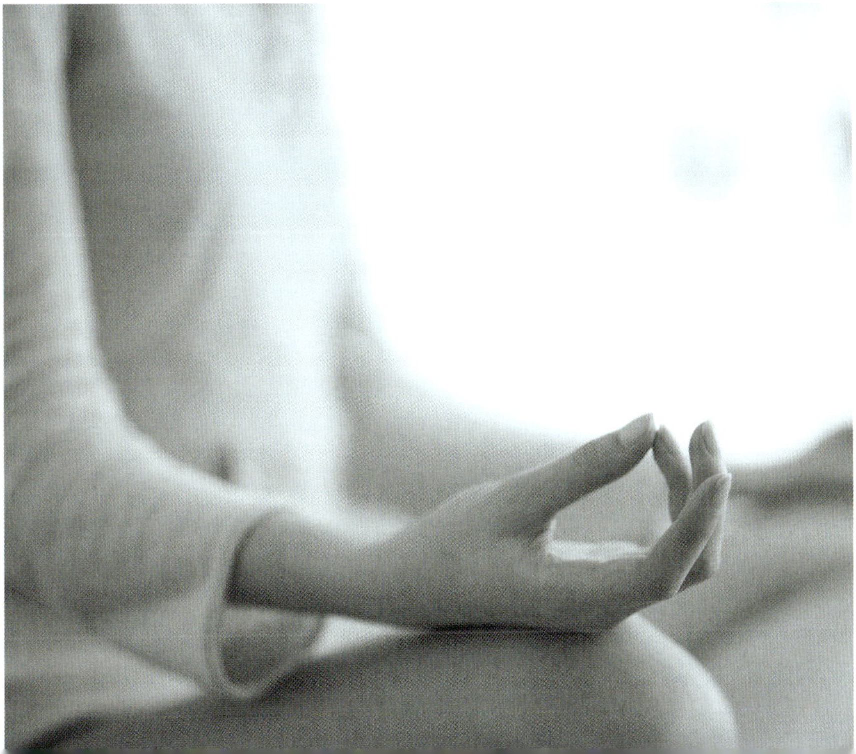

Schulung

Das gründliche Kauen und Einspeicheln der Nahrung und die relativ große Trinkmenge zwischen den Mahlzeiten führen zu einem gesunden **Essverhalten.** Die Patienten lernen, sich zum Essen Zeit zu nehmen, ihren Geschmackssinn zu sensibilisieren und ihr natürliches Sättigungsgefühl zu spüren. Das Essen soll wieder zur MAHL-Zeit im wahrsten Sinne des Wortes werden und nicht zur „Schlingzeit" verkommen. Das bewusste Erleben und Genießen der von der Natur mit so mannigfaltigen Gerüchen und Geschmacksnuancen ausgestatteten Lebensmittel, das bewusste Erleben der Nahrungsaufnahme als Genuss und Zeit der Ruhe sollen uns helfen, dieser essenziellen Betätigung in unserem Leben einen höheren Stellenwert zu geben und sie nicht als Völlerei und falsch verstandene Ersatzbefriedigung zu missbrauchen. Auch der Verzicht auf übermäßige Zuckerzufuhr kann gelernt werden. Schließlich lernt der Darm selbst, sich sauber zu halten, indem er wieder genügend Schleim als Trennschicht zwischen Stuhl und Darmwand bildet und mittels seiner Peristaltik die Verweildauer des oft aggressiven Stuhls verkürzt.

Die ärztliche manuelle **Bauchbehandlung** schult darüber hinaus die Zwerchfellatmung, deren Bedeutung vorhin bereits beschrieben wurde. Nur der Zwerchfellmuskel ist zur Dauerarbeit des Atmens befähigt. Die Brustkorbmuskeln, die für die Brustkorbatmung zuständig sind, können das nur für kürzere Zeit, ohne sich dabei zu überanstrengen.

Substitution

Da die Menschen, bedingt durch falsche Essgewohnheiten, Fastfood, Stress, sauren Regen, Ausbeutung der Böden usw. immer häufiger unter einem Mangel an Mineralstoffen, Vitaminen und Basenreserven leiden, ist die individuelle Substitution von Basen, Mineralstoffen und Vitaminen ein fixer Bestandteil der F.X. Mayr-Therapie geworden.

Basenpulver

Hierbei handelt es sich um ein Mineralstoffgemisch, welches vor allem Natriumhydrogencarbonat, Kaliumhydrogencarbonat, Calciumcarbonat und

Magnesiumcitrat enthält. Es wirkt einer Fastenazidose entgegen und bekämpft erfolgreich eine inzwischen sehr häufig zu beobachtende latente Gewebsübersäuerung.

Wie die Lanser Säure-Basen-Studie beweist, werden Gelenks- und Muskelschmerzen, Herzbeschwerden, Bauchbeschwerden, Bluthochdruck, Hautausschläge, Juckreiz, Schlafstörungen usw. durch Basenpulver positiv beeinflusst.

Sogenannte Kurkrisen mit Kopfschmerzen und Übelkeit in den ersten drei Tagen hatten nur 30 % der Basenpulvergruppe, jedoch 70 % der Placebogruppe. Interessant ist, dass trotz eines Gehaltes von 48 % Natriumbikarbonat der Serum-Natriumspiegel bei Basenpulvergabe im Vergleich zur Placebogruppe sank. Das rührt daher, dass in der Niere die Na^+-Ionen-Ausscheidung mit der H^+-Ionen-Ausscheidung konkurriert und Chlorid nötig ist, um Na^+ rückresorbieren zu können. Natriumbikarbonat (auch Natriumhydrogenkarbonat genannt) ist daher auf keinen Fall mit Natriumchlorid (Kochsalz) in seinem Einfluss auf den Blutdruck gleichzustellen. Es erhöht den Blutdruck nicht! Auch Entzündungsparameter und Cholesterin fielen in der Basenpulvergruppe signifikant stärker ab.

Fastenkrisen

Kopfschmerzen, Übelkeit, Muskelkrämpfe

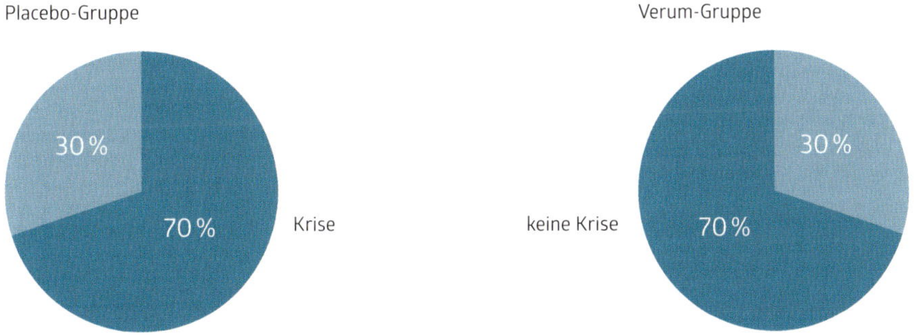

Intrazelluläre Basenpufferkapazität

Die Gabe von Basenpulver führte die Patienten aus einer latenten Gewebsacidose von unter 20 mmol/l heraus

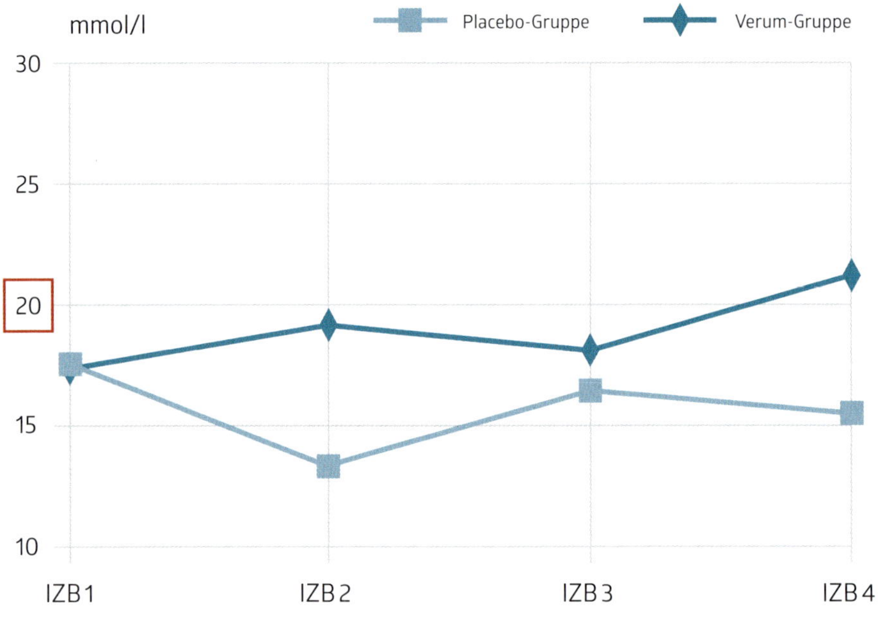

Üblicherweise wird dreimal täglich ein Teelöffel Basenpulver in 0,25 Liter Wasser zwischen den Mahlzeiten verordnet. Bei Gastritis und Fäulnisdyspepsie im Darm wird kein Basenpulver gegeben. Wenn wegen eines zu alkalischen Stuhls Basenpulver vermieden werden soll, aber eine Entsäuerung des Gewebes sinnvoll wäre, dann können Baseninfusionen verabreicht werden. Bei ihnen gelangen die Basen direkt ins Blut und alkalisieren den Darm nicht.

Kochsalz

Die sogenannten Dystrophiker, also Menschen mit dünner Haut, eher asthenischer Konstitution, geringer Drüsenaktivität (mit trockener Haut und

Schleimhäuten) und niedrigem Blutdruck benötigen mehr Kochsalz. Sie sollten das Essen zusätzlich etwas salzen.

Magnesium

Viele Mitteleuropäer leiden unter einem Magnesiummangel, ohne es zu wissen. Im Blutlabor kann man nämlich die tatsächlichen Magnesiumreserven im Körper nicht seriös feststellen, da sich das meiste Magnesium in den Körperzellen befindet und nicht im Blut (auch nicht in den Blutzellen). Magnesium ist unter anderem für die Entspannung der Muskulatur, aber auch für das Immunsystem und viele andere wichtigen Funktionen notwendig. Ein Mangel verursacht die bekannten Wadenkrämpfe bei Ruhe, also vornehmlich nachts. Oft macht er sich aber lediglich in Form eines indifferenten Ziehens in den Beinen bemerkbar. Da alle Muskeln Magnesium zur Entspannung benötigen, können durch seine Substitution auch Menstruationsbeschwerden verringert werden. Das Herz dankt bei einer Magnesiumzufuhr ebenso, wird es doch nur in der Diastole (also im Entspannungszustand) durchblutet. Wenn dem Magnesium noch etwas Kalium hinzugefügt wird, kann es besser in die Zellen aufgenommen werden.

Antioxidantien

Diese Vitamine helfen, das Unwesen freier Sauerstoffradikale einzudämmen. Besonders bei chronischen Entzündungen und Gefäßverkalkung ist ihre Verabreichung sinnvoll. Es soll darauf geachtet werden, dass sekundäre Pflanzenstoffe dabei sind, die die Wirkung der Vitamine potenzieren.

Zink

Zink wird vor allem von Haaren, Nägeln, Haut und vom Immunsystem benötigt. Bei brüchigen Haaren, Haarausfall, brüchigen Fingernägeln und Hautentzündungen bzw. schlecht heilenden Wunden hilft Zink. Biotin unterstützt diese Wirkung zusätzlich.

Vitamin B12

Vitamin B12 kommt ebenfalls häufig zur Anwendung. Sein Mangel bewirkt nicht nur eine Anämie (Blutarmut), sondern insgesamt einen Energiemangel und eine Schwächung der Zellkraftwerke (Mitochondrien). Da Vitamin B12 vor allem im letzten Teil des Dünndarms resorbiert wird, kann unter anderem eine Irritation dieses Darmabschnittes einen Mangel begünstigen. Eine Funktionsstörung der Ileozökalklappe, des Rückschlagventils zwischen Dünndarm und Dickdarm (durch Blähungen, Überfüllung, chronische Reizung), führt oft zu einem illegalen Rückfluss von Stuhl aus dem Dickdarm in den letzten Teil des Dünndarms, was diesen irritiert und in seiner Funktion beeinträchtigt. Und schon haben wir einen Grund für einen Vitamin-B12-Mangel. Natürlich gibt es noch einige andere Gründe, wie z. B. eine zu geringe Produktion des Intrinsic-Faktors, eines Hilfsstoffes, der im Magen gebildet wird, um dem Vitamin B12 die Aufnahme zu erleichtern.

Omega-3-Fettsäuren

Sie wirken entzündungshemmend, gegen Arteriosklerose, senken das LDL-Cholesterin, reduzieren Thrombosegefahr (Thrombozyten-Aggregationshemmung wie bei Aspirin), wirken antidepressiv und fördern die Hirnleistung.

Omega-9-Fettsäuren

Sie sind ebenso entzündungshemmend und beugen Arteriosklerose vor.

Mittelkettige Triglyceride (MCTs)

MCTs fördern die Gewichtsreduktion, wirken entzündungshemmend und gegen diverse Erkrankungen des Gehirns.

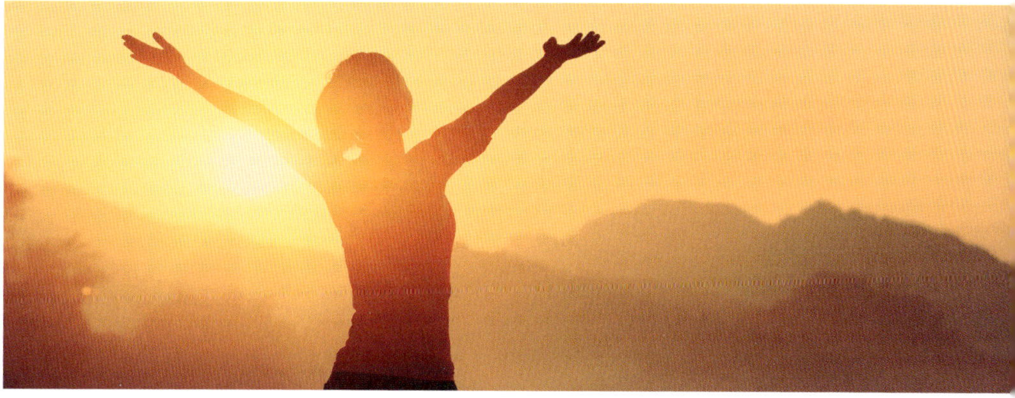

INDIKATIONEN UND KONTRAINDIKATIONEN FÜR DIE THERAPIE NACH F.X. MAYR

Sieht man sich die Liste der Indikationen an, wundert man sich über die Vielzahl der positiven Auswirkungen. Verantwortlich dafür sind die allgemeine Stärkung der körpereigenen Selbstheilungskräfte und die weit gefächerten Einflüsse des Darms auf praktisch alle Organsysteme.

Die Tatsache, dass die F.X. Mayr-Medizin streng unter ärztlicher Kontrolle durchgeführt wird und nur von voll ausgebildeten Ärzten angeboten werden darf, garantiert bereits zu einem erheblichen Maße deren individuelle Anwendung und Justierung auf die entsprechende Person. Mit dem Wissen um die individuellen Besonderheiten in Stoffwechsel, Organfunktionen, genetischer Beschaffenheit, hormoneller Ausstattung, Lebensführung, Psyche und Geschlecht kann die F.X. Mayr-Medizin noch punktgenauer und damit erfolgreicher durchgeführt werden.

Da die F.X. Mayr-Therapie das gesamte System des Körpers zu regenerieren hilft, seine Regulations- und Regenerationsfähigkeit stärkt und zusätzlich eine psychische Regeneration mit persönlicher Standortbestimmung und Wertepriorität unterstützt, kann sie so vielseitig gegen diverse Beschwerden und Erkrankungen wirken. Ihr enormer Wert für die Gesundheitsvorsorge macht sie auch für Gesunde attraktiv, ja geradezu notwendig.

INDIKATIONEN

- Reizdarm-Syndrom, Bauchbeschwerden
- Verdauungsschwäche, Stuhlverstopfung, Durchfall, Blähungen
- chronische Divertikulitis
- Morbus Crohn
- Gastritis, Reizmagen, Reflux, Sodbrennen
- Stoffwechselentgleisung mit erhöhten Blutfetten, Leberbelastung, Diabetes mellitus Typ 2 und 3
- Chronische Kopfschmerzen wie Migräne und Spannungskopfschmerz
- Hautausschlag, Neurodermitis, Akne
- Allergien, Asthma bronchiale
- Infektanfälligkeit, chronische Nasennebenhöhlenentzündung
- Rheuma, Weichteilrheuma, Fibromyalgie
- Gelenks- und Wirbelsäulenbeschwerden
- Schlafstörungen, Schlafapnoe, Schnarchen
- Stressbelastung, Erschöpfung, Leistungseinbruch
- Unfruchtbarkeit, Kinderwunsch
- Selbstfindung, Neuorientierung

KONTRAINDIKATIONEN

- Schwerere psychische Erkrankungen (Schizophrenie, Psychosen, Selbstmordgefährdung)
- Colitis ulcerosa (außer im schubfreien Intervall)
- Thyreotoxikose (schwere Schilddrüsenüberfunktion)
- Akute Infekte
- Bösartige Tumoren im fortgeschrittenen Stadium

LUST AUF GESUNDHEIT

Eine Therapie nach F.X. Mayr ist eine Art Boxenstopp, Werftaufenthalt und Ölwechsel für die Hochleistungsmaschine Mensch. Trotzdem müssen wir auch im Alltag darauf achten, so durch unser Leben zu steuern, dass wir möglichst wenig Schaden nehmen und sich der Verschleiß in Grenzen hält.

Ohne zum asozialen Asketen, zum humorlosen Körnerfresser, zum verbissenen Marathonläufer werden zu müssen, können wir mit ganz einfachen und vor allem logischen Verhaltenstricks die häufigsten Beschwerden verhindern und gleichzeitig zu neuer kreativer Höchstleistung auflaufen. Zusätzlich schaden wir der Pharmaindustrie und der Pensionsversicherung, die mit unserem längeren Überleben rechnen muss.

Die Schwerpunkte einer gesunden Lebensweise sind:

Richtige Ernährungsweise

- Langsam essen und gut kauen und einspeicheln.
- In entspanntem Zustand essen (Stress schaltet die Verdauung ab).
- Aufhören wenn wir satt sind und nicht erst, wenn wir nicht mehr können.
- Möglichst früh oder gar nicht zu Abend essen (fördert die Reparaturmechanismen im Körper und verlängert die Lebensdauer aller Zellen).
- Vor dem Essen den Durst mit Wasser stillen (dann haben wir weniger Hunger und verdünnen unsere Verdauungssäfte nicht).
- Alkohol nie gegen den Durst trinken, sondern als reines Genussmittel.

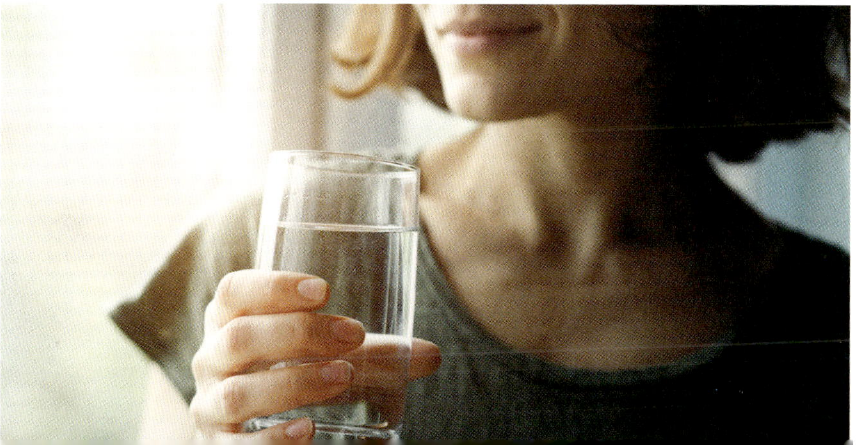

Richtige Nahrungsauswahl

- Olivenöl, Rapsöl, Leinöl und Kaltwasserfische sind gesund, wirken entzündungshemmend, regenerieren das Hirn und senken den LDL-Cholesterinspiegel.
- Butter und andere mittelkettige Triglyzeride wirken ebenfalls entzündungshemmend und regenerieren das Hirn. Butter enthält darüber hinaus Vitamin E und für den Darm positive Buttersäure.
- Immer Gemüse als Beilage verwenden, es ist basisch und seine sekundären Pflanzenstoffe sind Gold wert.
- Pro Woche zweimal Fisch, zweimal Fleisch und dreimal vegetarisch essen. Hühnereier sind wertvolle Eiweißlieferanten und erhöhen den Cholesterinspiegel nicht. Ohne tierisches Eiweiß neigen wir zu Mangelzuständen.
- Abends keine Rohkost essen, da diese nachts vergoren wird.
- Abends nur wenig bis keine Kohlenhydrate essen. Dann werden mehr Stammzellen gebildet, die alles im Körper reparieren helfen. Außerdem wird Körperfett leichter abgebaut.
- Keine ganzen Körner, sondern gemahlenes Vollwertmehl oder Müsli essen. Körner können nicht verdaut werden und kommen vollwertig hinten wieder heraus.
- Süßspeisen reduzieren. Sie haben nicht nur selbst viele Kalorien, sondern bewirken, dass auch die Kalorien der knapp zuvor genossenen Speisen ins Fettgewebe statt in die Muskeln und das Gehirn eingeschleust werden. Außerdem kann das wegen ihnen vermehrt gebildete Insulin fast alle Zivilisationserkrankungen begünstigen, bis hin zur Demenz.

Richtige Körperhaltung

- Zum dauerhaften Sitzen ist unser Bewegungsapparat nicht gebaut. Daher ist es besser, wenig zu sitzen, und wenn, dann aufrecht, und dabei in Bewegung zu bleiben.
- Beim Autofahren sollten wir den Sitz so weit nach vorne stellen, dass der Ellbogen einen rechten Winkel beschreibt, wenn wir das Lenkrad in die Hand nehmen.

- Wenn wir etwas vom Boden aufheben, sollten wir uns nicht bücken, sondern mit gestreckter Wirbelsäule in die Knie gehen. Nach längerem Sitzen hilft das therapeutische Joggen nach Dr. Brügger, die Wirbelsäule wieder zu entlasten und in Balance zu bringen. Pilates ist auch eine gute Methode zur Stabilisierung der Wirbelsäule.
- Bei Verspannungen hilft die Selbstmassage bestimmter Punkte.

Richtige Bewegung

- Durch Bewegung werden nicht nur die Muskeln und das Herz gestärkt, sondern mehr Stammzellen produziert, die viele Reparaturen im Körper ermöglichen. Außerdem wird die Vernetzung der Hirnzellen gefördert und die Hirnleistung verbessert.
- Vor allem die täglichen kleinen Bewegungen, das Herumgehen während der Arbeit, das Vermeiden von überflüssigem Sitzen sind wertvolle Gesundheitsverhalten. Stehend am PC arbeiten, gehend telefonieren, diktieren, diskutieren, Treppen statt Lift verwenden, tanzen, schnell gehen, joggen (solange es nicht schmerzt und man nicht außer Atem gerät) sind die besten Bewegungsarten.

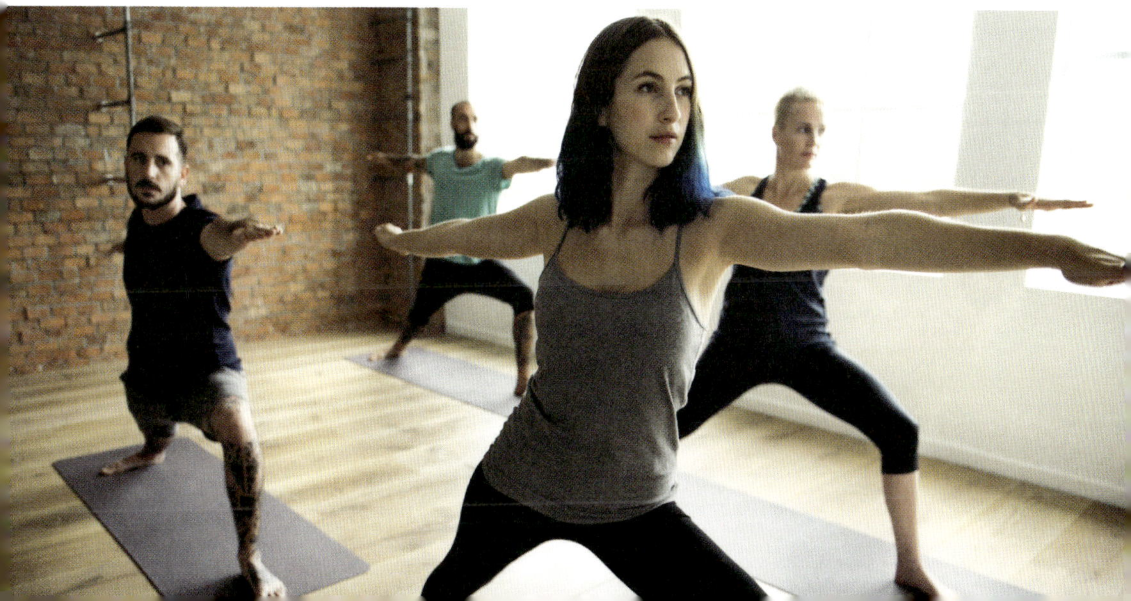

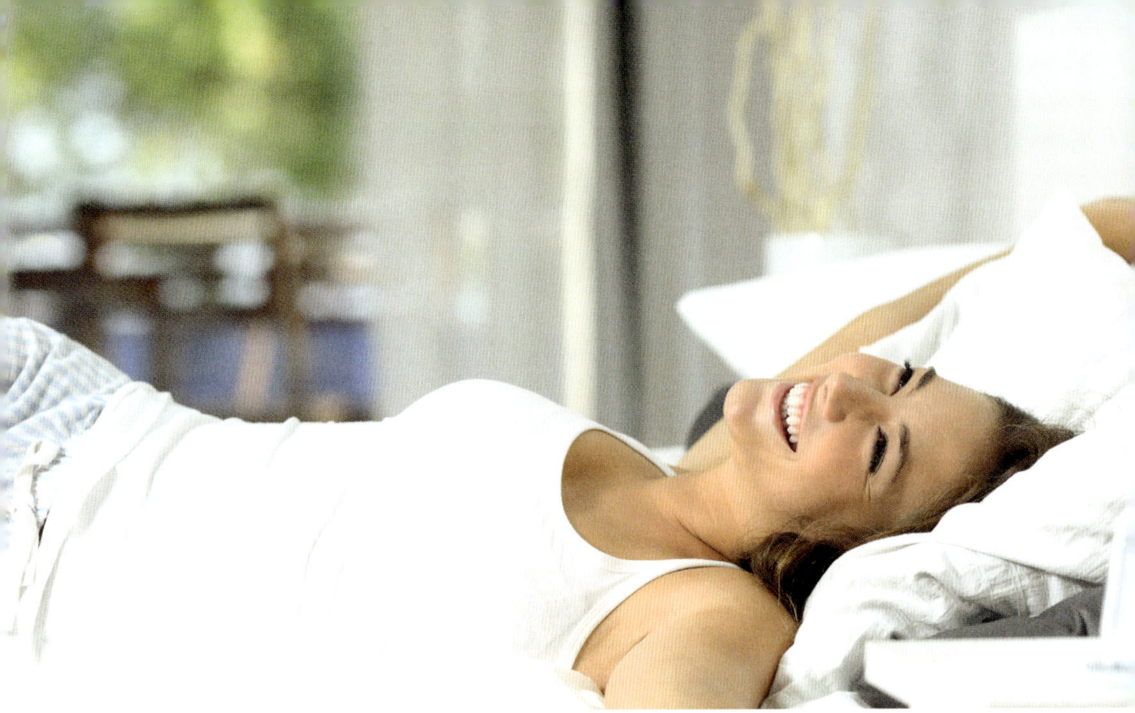

Wenn schon Stress, dann positiver Stress

- Finden wir die Rosinen des Tages! Es gibt sie immer. Sich nicht über Vergangenes zu ärgern, spart Nerven und erhöht die Effizienz des Denkens und Tuns.
- Wenn wir einmal nicht wissen, was wir tun sollen, dann sollten wir lieber nichts tun. Ansonsten laufen wir in Gefahr, das Falsche zu tun.
- Das Entspannungstraining nach Jakobson hilft, das eigene Vegetativum zu beruhigen. Meditation kann man in verschiedenster Weise praktizieren. Allein der Blick in den Himmel kann schon meditativen Charakter haben.

Gesunder Schlaf

- Die richtige Schlafhygiene kann die Schlafqualität deutlich erhöhen. Das Schlafzimmer ist die ureigene Intimzone, da kommt kein Chef oder Kontoauszug hinein.
- Fernseher und Computer haben dort auch nichts verloren, sollen wir uns doch von der Reizüberflutung erholen und unseren Träumen freien Lauf lassen.
- Transzendentale Meditation und an Tryptophan reiche Kost erleichtern das Einschlafen.

Relativierung der Wichtigkeiten

- Was ist wirklich wichtig? Geht es um die Existenz? Wir belasten uns gerne mit viel zu viel unwichtigen Dingen.
- Mit der 7-Milliarden-Formel gelingt es uns, mehr Gelassenheit zu bekommen. Es gibt 7 Milliarden Menschen auf unserem kleinen Planeten. Und alle wollen das Gleiche, nämlich glücklich sein. Jeder versucht es auf seine Weise und nicht jeder hat die gleichen Möglichkeiten und Ideen dazu. Aber das Wissen um dieses uns alle vereinigende Streben hilft uns, Toleranz zu üben und andere Menschen zu verstehen.
- Der Beruf ist bis zu einem gewissen Grad ein Spiel. Wir konzentrieren uns ganz auf ihn, setzen all unser Können ein, aber wir dürfen nicht unsere Persönlichkeit damit definieren. Sonst wären wir zu verletzbar.

Täglicher Urlaub

- Minutenpausen mit positiven Gedanken und Tätigkeiten, die nichts mit unserer Alltagsbetätigung zu tun haben, erhöhen die Kreativität und helfen uns, Abstand zu den vielen kleinen und größeren Belastungen zu bekommen.
- Essen ist Urlaubszeit, hier geht uns die Arbeit nichts an, hier sind wir weit weg vom Alltagsgeschehen.
- Die Kontrapunktik des Tuns und Denkens soll gepflegt und genossen werden. Zwischendurch anderes Denken und Träumen erhöhen die Kreativität und Effizienz des beruflichen Tuns.

Regelmäßige Intensivregeneration abseits des Alltags

Das Leben scheint immer komplizierter zu werden, wir werden mit immer mehr Informationen, Reizüberflutungen und Regeln überhäuft. Aber letztendlich ist jeder Mensch selbst der Schöpfer seiner eigenen Lebenskunst. Ja, die Kunst des Lebens kann erlernt werden und generiert sich aus den Attributen Genuss, Freude, Liebe und Gesundheit. Alles zusammen ergibt jenes Glück, das alle Menschen ihr Leben lang suchen. Nur jener Mensch wird damit Erfolg haben, der sich seiner eigenen Bedürfnisse bewusst ist, der keine Angst

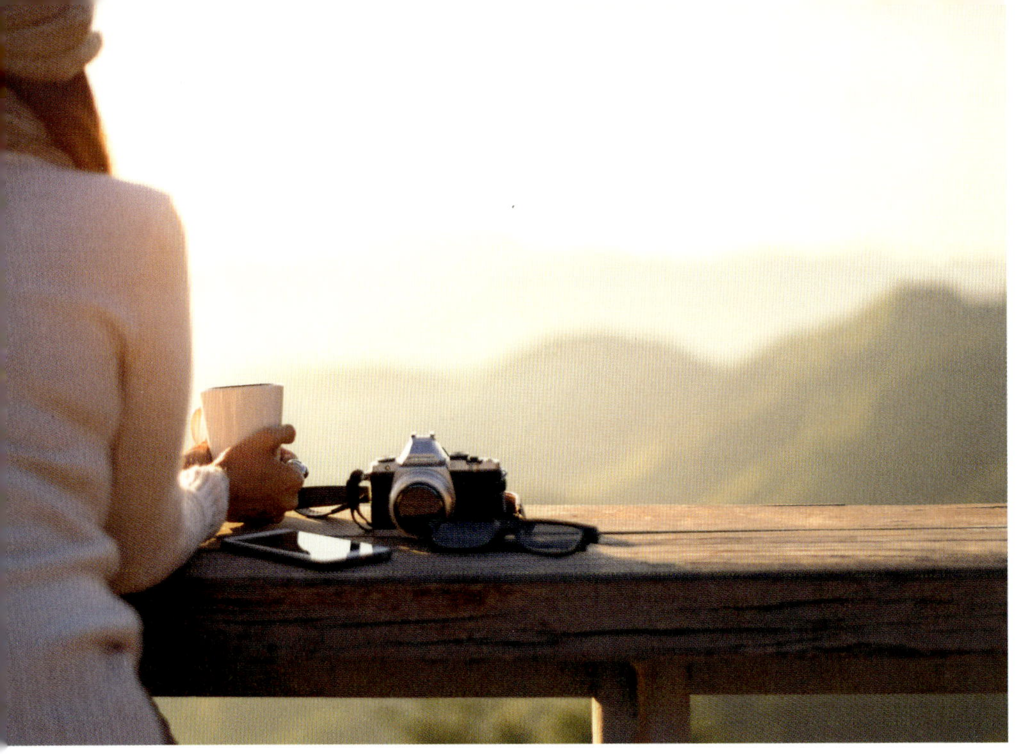

vor Veränderungen und Schicksalsturbulenzen hat und in dem die Kraft zur Selbstbestimmung wohnt.

Im Trott der Alltagsverpflichtungen und im Sumpf der vielen Automatismen unseres gewohnten Lebens und Funktionierens verliert der Mensch allzu leicht das Gefühl für sich selbst. Hat er dann einmal Beschwerden, werden sie von der schnellen, hastigen Kassenmedizin nicht ernst genommen. Die Gefahr besteht darin, dass der Arzt seinem Patienten klarmachen will, dass ihm nichts fehlt, wenn alle erhobenen Befunde normal sind. Dass sein Patient trotzdem Schmerzen oder andere Beschwerden hat, wird allzu gerne in die psychosomatische Ecke verdrängt, so lange, bis der arme Leidende es selbst glaubt. Um den Ursachen vieler Beschwerden auf den Grund zu gehen, werden Zeit und ganzheitliches Denken benötigt. Diese Attribute kann die Kassenmedizin nicht leisten. Wenn dann in einem Gesundheitszentrum oder einer ganzheitlichen Praxis der Arzt Zeit für den Patienten hat, eventuell ein ganzes Team von unterschiedlichen Spezialisten für Diagnostik, Therapie, Bewegung und Ernährung zur Verfügung steht, können viele Beschwerden bereits im Krankheitsvorfeld und diverse chronische Erkrankungen ursächlich und nachhaltig gelindert oder gar beseitigt werden.

Die Vorteile des Zusammenwirkens von universitärer Medizin, Naturheilkunde, Körperentgiftung, Bewegungsmotivation, Ernährungsberatung und psychologischem Einfühlungsvermögen machen den Erfolg der F.X. Mayr-Medizin aus. Die intensive Beschäftigung mit der eigenen Person, gepaart mit der zumindest vorübergehenden Verabschiedung von vielen Alltagsbelastungen, ebnet den Weg zur Selbstfindung und Neuorientierung. Neuorientierung muss nicht gleich die Flucht vor den bedrängenden Stressoren sein. Vielmehr wird die Kunst der richtigen Betrachtungsweise und des schonenden Umgangs mit den Problemen erlernt, was den eigenen Stress massiv reduzieren kann.

Gerade die F.X. Mayr-Therapie bietet diese kontemplative Reinigung von Körper und Seele und ermöglicht es dem Menschen, seine Belastungen abzuschütteln, sie in neuem Licht zu sehen bzw. neu zu ordnen.

Es empfiehlt sich also, sich alle ein bis zwei Jahre so eine Reinigung und Regeneration zu gönnen. Unserem Auto schenken wir alle Jahre einen Ölwechsel, damit sein Motor keinen Kolbenreiber bekommt. Auch wir haben ein Service verdient, bevor es zu bleibenden Schäden kommt.

Und plötzlich sieht alles viel weniger bedrohlich aus, geht uns vieles leichter von der Hand, gelingt uns die Relativierung der Wichtigkeiten und wir tanzen mit der Leichtigkeit des Seins durch unser Leben, voll Kraft, Kreativität und mit Lust auf eine gesunde Lebensweise.

Die Internationale Gesellschaft der Mayr-Ärzte ist der Garant für den Erhalt und die Weiterentwicklung der Qualität der F.X. Mayr-Medizin. Die von ihr ausgebildeten MayrPrevent®-Ärzte und von ihr zertifizierte MayrPrevent®-Zentren bieten die Diagnostik und Therapie nach F.X. Mayr in höchster Qualität und Professionalität an.

Nähere Informationen zur Gesellschaft, den Mayr-Ärzten und Zentren erhalten Sie auf der Homepage: **www.fxmayr.com.**

Orac

Dr. med. Alex Witasek

DER NEUE REICHTUM GESUNDHEIT

Wege zu Leistungssteigerung und Wohlbefinden

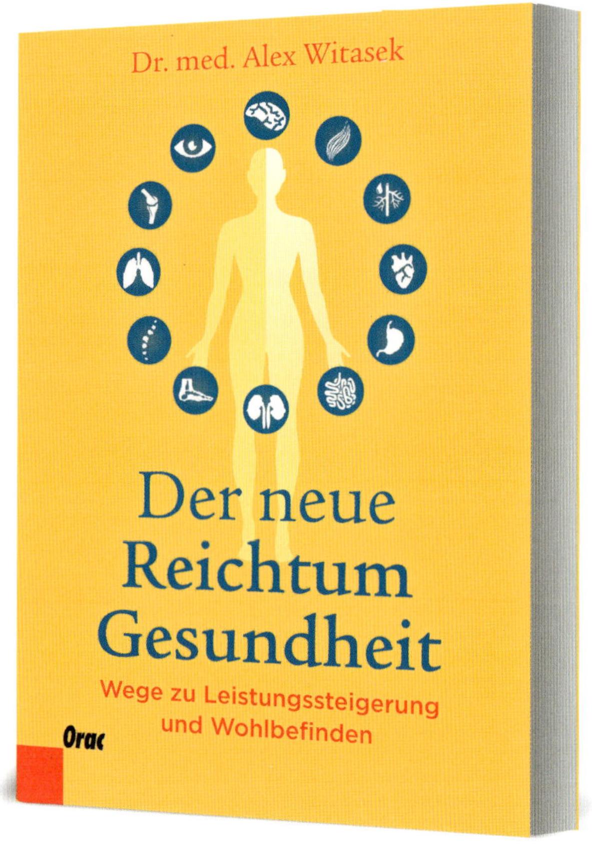

REICH AN GLÜCK, GESUNDHEIT UND LEBENSFREUDE!

Müde, antriebslos, erschöpft – es geht auch anders! Dr. med. Alex Witasek bietet ein umfassendes Programm für ein gesundes, glückliches und erfolgreiches Leben. Von der optimalen Auswahl der Lebensmittel über F.X. Mayr-Kuren zur Regeneration bis zu Bewegungs- und Entspannungsübungen finden Sie hier viele Anregungen und Tipps. Die Schärfung des Bewusstseins für eine gesunde Lebensweise und die Entdeckung unseres persönlichen Potentials ist der Weg zum neuen Reichtum – einem geistig, körperlich und seelisch erfüllenden Leben.

192 Seiten | ISBN: 978-3-7015-0599-9 | 19,90 €

Dr. med. Alex Witasek

F.X. MAYR FÜR DIE FRAU

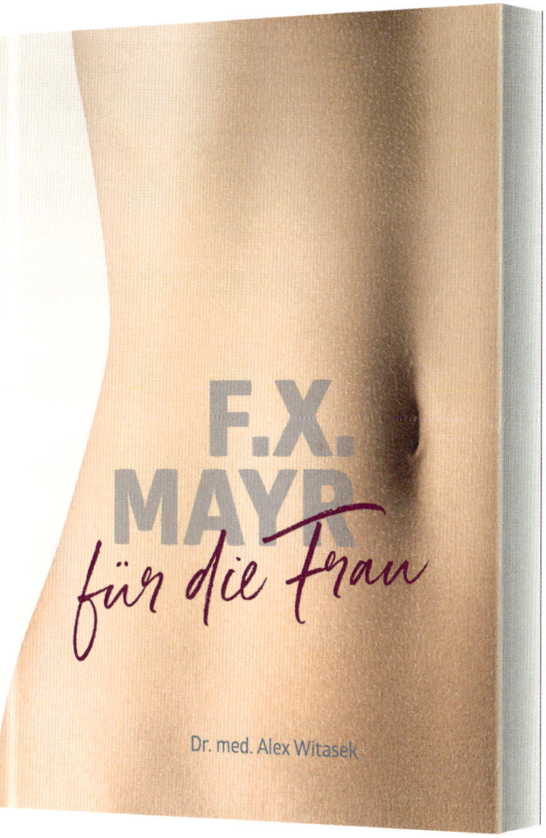

DIE FRAU IM FOKUS DER F.X. MAYR-MEDIZIN

Dieses Buch bietet die erste umfassende Information zur F.X. Mayr-Medizin speziell auf die gesundheitlichen Eigenheiten der Frau abgestimmt. Da gerade Frauen einen besonders hohen Bedarf an Darm-Regeneration und Stoffwechsel-Regulation haben, setzt hier die F.X. Mayr-Medizin mit ihren Grundsätzen Schonung, Säuberung, Schulung und Substitution an. Dr. Alex Witasek gibt einen interessanten Einblick in die Zusammenhänge von Darm, Bewegungsapparat, Stoffwechsel, Vorsorge- und Anti-Aging-Medizin und zeigt einen Weg zu mehr Wohlbefinden im Alltag auf.

144 Seiten | ISBN: 978-3-7015-0618-7 | 14,90 €

Notizen

www.kremayr-scheriau.at

ISBN 978-3-7015-0610-1

Schutzumschlaggestaltung, typografische Gestaltung und Satz: Sheila Ehm
Cover unter Verwendung einer Grafik der Internationalen Gesellschaft der Mayr-Ärzte

Bildnachweis: GourMed Cuisine: S. 116; Internationale Gesellschaft der Mayr-Ärzte – S. 11, 13, 44, 45 oben, 48, 49, 51, 64, 65, 66, 67, 70, 71, 72, 73, 133, 134; Alex Witasek privat: S. 41, 47, 127, 130; Shutterstock – S. 18 Pressmaster, S. 19 Neirfy, S. 20 Andrey_Popov, S. 22 sarsmis, S. 24 fizkes, S. 25 Tero Vesalainen, S. 26, 54 Africa Studio, S. 29 Fotografiecor.nl, S. 31 Billion Photos, S. 33 Magic mine, S. 35 Bara Reschif, S. 37 Kotin, S. 39 gualtiero buffi, S. 42 Image Point Fr, S. 43 BigBlue Studio, S. 45 unten Sebastian Kaulitzki, S. 46 javi_indy, S. 55 Kovaleva_Ka, S. 56 Sofia Zhuravetc, S. 58 Mopic, S. 68 Maxim Shmeljov, S. 80 Erica Smit, S. 81 totojang1977, S. 82 hywards, S. 86 Evan Lorne, S. mi-viri, S. 90 microstock3D, S. 92 CI Photos, S. 97 Kateryna Kon, S. 100 Branislav Nenin, S. 114 AS Food Studio, S. 118 Krzysztof Slusarczyk, S. 119 Fortyforks, S. 120 JulijaDmitrijeva, S. 122 Valentyn Volkov, S. 124 NataliTerr, S. 131 Jack Frog, S. 137 lzf, S. 139 zakalinka, S. 141 Rawpixel.com, S. 142 Antonio Guillem, S. 144 Freebird 7977.

Lektorat: Marilies Jagsch, Stefanie Jaksch
Druck und Bindung: Buch Theiss GmbH, St. Stefan im Lavanttal